Espiritualidade e Oncologia

Conceitos e Prática

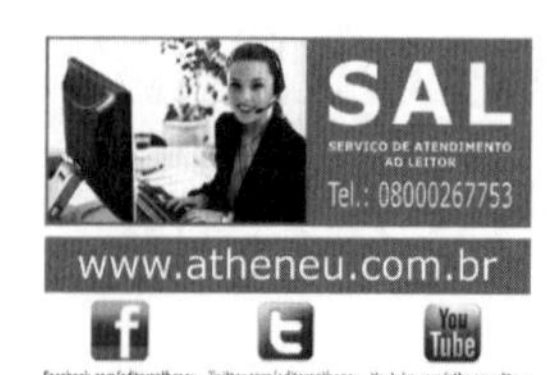
SAL
SERVIÇO DE ATENDIMENTO AO LEITOR
Tel.: 08000267753
www.atheneu.com.br
Facebook.com/editoraatheneu
Twitter.com/editoraatheneu
Youtube.com/atheneueditora

Espiritualidade e Oncologia

Conceitos e Prática

EDITOR

Felipe Moraes Toledo Pereira

Médico Oncologista Clínico pelo Instituto do Câncer do Estado de São Paulo Octavio Frias de Oliveira – Faculdade de Medicina da Universidade de São Paulo.
Teologia pelo Curso de Teologia para Agentes da Pastoral da Arquidiocese de São Paulo.
Coordenador do Núcleo de Estudos e Pesquisas em Espiritualidade da BP – A Beneficência Portuguesa de São Paulo.

EDITORES ASSOCIADOS

Diego de Araujo Toloi

Médico Oncologista Clínico pelo Instituto do Câncer do Estado de São Paulo Octavio Frias de Oliveira – Faculdade de Medicina da Universidade de São Paulo.
Especialização em Cuidados Paliativos pelo Hospital Sírio-Libanês.

Paulo Antônio da Silva Andrade

Psicólogo especialista em Psicologia Hospitalar pela Faculdade de Medicina da Universidade de São Paulo.
Mestrado em Psicologia Clínica pela Pontifícia Universidade Católica de São Paulo.

Tiago Pugliese Branco

Médico Geriatra pelo Hospital das Clínicas da Faculdade de Medicina da Universidade de São Paulo.
Título de Área de Atuação em Medicina Paliativa pela Associação Médica Brasileira.

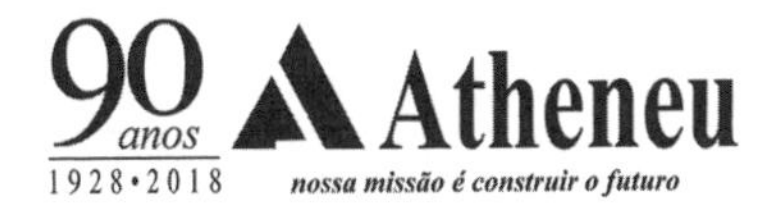

EDITORA ATHENEU

São Paulo —	*Rua Jesuíno Pascoal, 30* *Tels.: (11) 220-9186* *Fax: (11) 222-4199* *E-mail: atheneu@u-net.com.br*
Rio de Janeiro —	*Rua Bambina, 74* *Tel.: (21) 539-1295* *Fax: (21) 538-1284* *E-mail: atheneu@nutecnet.com.br*
Belo Horizonte —	*Rua Domingos Vieira, 319 — Conj. 1.104*

DIAGRAMAÇÃO: Adielson Anselme
CAPA: Equipe Atheneu
REVISÃO DE LINGUAGEM E CONSULTORIA SEMÂNTICA: Iraci Nogueira Santana
REVISÃO BIBLIOGRÁFICA E CONSULTORIA CIENTÍFICA: Bruna Del Guerra de Carvalho Moraes

CIP-BRASIL. CATALOGAÇÃO NA PUBLICAÇÃO
SINDICATO NACIONAL DOS EDITORES DE LIVROS, RJ

E78

Espiritualidade e oncologia: conceitos e prática/[editor]
Felipe Moraes Toledo Pereira. – 1. ed. - Rio de Janeiro : Atheneu, 2018.
: il.

Inclui bibliografia
ISBN 978-85-388-0888-6

1. Medicina – Aspectos religiosos. 2. Câncer – Pacientes – Reabilitação.
3. Espiritualidade. I. Pereira, Felipe Moraes Toledo.

18-49884 CDD: 615.852
CDU: 615.852

Meri Gleice Rodrigues de Souza - Bibliotecária CRB-7/6439

21/05/2018 25/05/2018

Pereira, F.M.T.
Espiritualidade e Oncologia – Conceitos e Prática

Agradecimentos

Agradecemos imensamente a todos os colaboradores que tornaram este livro possível. Nossa gratidão particular à professora Iraci Nogueira Santana, pelas muitas horas de aprendizado que nos proporcionou na revisão dos textos. Que a amizade que permeou toda a preparação desta obra possa transcender o papel e inspirar nossos leitores.

Os editores

Colaboradores

Carolina Salema de Almeida

Enfermeira pela Escola de Enfermagem da Universidade de São Paulo.
Pós-graduada (*lato sensu*) em Oncologia pelo AC Camargo Cancer Center.

Diego de Araujo Toloi

Médico Oncologista Clínico pelo Instituto do Câncer do Estado de São Paulo Octavio Frias de Oliveira – Faculdade de Medicina da Universidade de São Paulo.
Especialização em Cuidados Paliativos pelo Hospital Sírio-Libanês.

Dileiny Antunes Geronutti

Enfermeira Graduada pela Faculdade Marechal Rondon.
Especialista em Oncologia pela Faculdade de Medicina de São José do Rio Preto.
Mestre em Enfermagem pela Universidade Estadual Paulista.

Erica Boldrini

Médica Oncologista Pediátrica pelo Centro Infantil Boldrini.
Título de Área de Atuação em Cuidados Paliativos e de Atuação em Dor pela Associação Médica Brasileira.
Mestrado pela Universidade de São Paulo.
Doutorado pela Universidade de São Paulo.

Felipe Moraes Toledo Pereira

Médico Oncologista Clínico pelo Instituto do Câncer do Estado de São Paulo Octavio Frias de Oliveira – Faculdade de Medicina da Universidade de São Paulo.
Teologia pelo Curso de Teologia para Agentes da Pastoral da Arquidiocese de São Paulo.
Coordenador do Núcleo de Estudos e Pesquisas em Espiritualidade da BP – A Beneficência Portuguesa de São Paulo.

Gilberto Safra

Psicanalista com Graduação em Psicologia pela Universidade de São Paulo.
Mestrado em Psicologia Clínica pela Universidade de São Paulo.
Doutorado em Psicologia Clínica pela Universidade de São Paulo.
Livre-docência em Psicologia Clínica pela Universidade de São Paulo.

Marina de Sousa

Graduação em Serviço Social pelas Faculdades Metropolitanas Unidas.
Especializada em Saúde Pública pela Universidade de São Paulo.
Bacharel em Teologia – Pontifícia Universidade Católica de São Paulo.

Paulo Antônio da Silva Andrade

Psicólogo Especialista em Psicologia Hospitalar pela Faculdade de Medicina da Universidade de São Paulo.
Mestrado em Psicologia Clínica pela Pontifícia Universidade Católica de São Paulo.

Rachel Simões Pimenta Riechelmann

Médica Oncologista pela Escola Paulista de Medicina – Universidade Federal de São Paulo.
Doutora em Medicina pela Universidade Federal de São Paulo.
Ex-clinical Research Fellow – Princess Margaret Hospital, Universidade de Toronto, Canadá.
Professora Orientadora do Programa de Pós-graduação *stricto sensu* em Oncologia da Faculdade de Medicina da Universidade de São Paulo.
Chefe da Oncologia do AC Camargo Cancer Center.
Diretora do Grupo Brasileiro de Tumores Gastrointestinais.

Tiago Pugliese Branco

Médico Geriatra pelo Hospital das Clínicas da Faculdade de Medicina da Universidade de São Paulo.
Título de Área de Atuação em Medicina Paliativa pela Associação Médica Brasileira.

Robson Mendes Pedroso

Psicanalista Clínico.
Formado em Teologia pela FAITE – Faculdade Internacional de Teologia.
Pós-graduando em Filosofia da Religião pela Universidade Metodista de São Paulo.
Capelão da equipe de cuidados paliativos do Hospital Paulistano.
Coordenador da Capelania Profissional Ecumênica da Santa Casa de Santos.
Professor Convidados dos Cursos de Pós-graduação em Cuidados Paliativo do Hospital Israelita Albert Einstein e do Instituto Paliar.

Valdir Reginato

Médico Gastroenterologista pelo Hospital das Clínicas da Faculdade de Medicina da Universidade de São Paulo.
Doutor em Ciências pela Universidade de São Paulo.
Membro do Centro de História e Filosofia das Ciências da Saúde e Coordenador do Curso de Espiritualidade e Medicina da Universidade Federal de São Paulo.

Prefácio

"Mas é impossível admiti-lo", dizia a si mesmo, lembrando toda a legitimidade, exatidão e decência da sua vida. "É impossível admiti-lo", dizia, sorrindo com os lábios, como se alguém pudesse ver este seu sorriso e ser enganado por ele. "Não há explicação! O sofrimento, a morte... Para quê?"[1]

Leon Tolstoi

É um imenso prazer apresentar este livro, que deve se transformar em um guia para a atenção ao paciente de maneira completa, sensível, profunda, permitindo, assim, que o médico e a equipe de saúde que acompanham esse paciente ajam com elementos capazes de conduzi-lo durante os seus questionamentos mais profundos, auxiliem na compreensão das transformações por que passamos ao longo de nossas vidas, entendendo o processo de adoecer como mais um desses elementos.

Apesar de a finitude de nossa existência ser uma certeza absoluta, o diagnóstico de câncer é carregado de um surpreendente sentimento de perda, tanto por parte do paciente, sujeito absoluto, quanto por parte de seus amigos e familiares, também participantes ativos da construção desse processo. Doença conhecida há milênios, é tradicionalmente associada a poucas possibilidades de cura e capaz de infligir grave sofrimento físico e emocional. Esse sentimento surge com muita força ao diagnóstico, mesmo em momentos precoces.

O diagnóstico de câncer é capaz de despertar questionamentos importantes nos pacientes e em seu conjunto de relações. Todos, além da expectativa da morte, nem sempre o desfecho mais provável, enfrentam o medo do sofrimento físico, da perda da independência e das turbulências financeiras. Antecipam dificuldades no convívio social e lidam com processos de distorção da imagem impostos pelo tratamento, como a perda dos cabelos, alterações de peso e estomas, elementos que podem conduzir ao isolamento e solidão.

Durante a doença, premido pela percepção e certeza de que a vida é finita, o paciente muitas vezes se pergunta qual o sentido de sua existência, qual o propósito do sofrimento experimentado. O entendimento desse sentimento com a compreensão do significado pessoal, único, da existência desse indivíduo e de sua história, é elemento fundamental para o diálogo entre a equipe de saúde e o paciente.

O termo *espiritualidade* pode ser definido como um sistema de crenças que enfoca elementos intangíveis e transmite vitalidade e significado a eventos da vida.[2,3] Espiritualidade é um conceito amplo, pessoal, relacionado a um conjunto de valores íntimos, completude interior, harmonia e conexão, sendo um forte estimulador do interesse pelos outros e por si, proporcionando uma unidade com a vida, a natureza e o universo. Fundamental para o sentido da vida, independentemente da religião, e auxílio ao indivíduo para ser capaz de suportar sentimentos como culpa, raiva, ansiedade.[4]

Neste livro, os autores discutem o papel da espiritualidade nos pacientes com câncer, remetendo ao conceito de que o ser humano e, por conseguinte, o paciente, constitui uma totalidade complexa, articulada e harmonizada com múltiplas dimensões: exterior (o corpo), interior (a *psiqué*) e profunda (o espírito). Esse conjunto é capaz não só de dar significado às coisas e experiências vividas, como também de transformar a percepção da realidade, assim como contribuir para a compreensão de que o envelhecimento e a morte são elementos naturais da vida.[5]

Durante a formação médica, os estudantes devem ser advertidos de que é necessária a incorporação da espiritualidade no cuidado diário dos pacientes, respeitando suas crenças e valores, além de reconhecer que suas próprias crenças e valores podem influenciar no cuidado do outro. Esse exercício deve ser feito desde o primeiro contato com o paciente e não relegado a um último plano, quando estão indicados cuidados paliativos exclusivos. Esses conceitos se aplicam a todos os profissionais envolvidos no cuidado do paciente com câncer, e sua aplicação deve ser compreendida como parte fundamental no processo de humanização.

São abordados, nesta obra, de maneira didática e profunda, os diversos aspectos da espiritualidade, seu impacto na qualidade de vida, seu significado em todas as fases da doença e sua face religiosa, a mais reconhecida.

Discutidos os aspectos teóricos, na segunda parte do livro os autores discorrem sobre aspectos da espiritualidade na prática diária, com excelentes exemplos e discussões e com a apresentação de instrumentos já validados para a avaliação espiritual objetiva, como os questionários FICA[6,7] e SPIRIT[8].

Desejo a todos uma boa leitura e que este livro seja uma referência para a incorporação definitiva desses conceitos e atitudes no cuidado em saúde.

Maria Del Pilar Estevez Diz
Residência Médica em Hematologia e Hemoterapia pelo Hospital das Clínicas da Faculdade de Medicina da Universidade de São Paulo
Médica Oncologista com Título de Especialista em Oncologia Clínica pela Sociedade Brasileira de Cancerologia Clínica.
Doutora em Oncologia pela Faculdade de Medicina da Universidade de São Paulo.
Coordenadora Médica da Oncologia Clínica do Instituto do Câncer do Estado de São Paulo Octavio Frias de Carvalho.

REFERÊNCIAS

1. Tolstói L. A morte de Ivan Ilitch. 2nd ed. 34 E, editor. São Paulo; 2009. 70 p.
2. Saad M, Masiero D, Battistella L. Espiritualidade baseada em evidências. Acta Fisiátrica. 2001;8:107–12.
3. Maugans T. The SPIRITual history. Arch Farm Med. 1996;5(1):11–6.
4. Guerrero GP, Zago MMF, Sawada NO, Pinto MH. Relação entre espiritualidade e câncer: perspectiva do paciente. Rev Bras Enferm. 2011;64(1):53–9.
5. Boff L. A dimensão do profundo [Internet]. [cited 2016 Dec 2]. Disponível em: www.leonardoboff.com/site/vista/outros/espiritualidade.htm
6. Puchalski C, Ferrell B, Virani R, Otis-green S, Baird P, Bull J, et al. Improving the quality of spiritual care as a dimension of palliative care: the report of the Consensus Conference (En castellano). Med Paliativa. 2011;18(1):55–78.
7. Puchalski c RA. Taking a Spiritual History Allows Clinicians To Understand Patients More Fully. J Palliat Med [Internet]. 2000;3(1):129–37. Disponível em: https://courses.washington.edu/bh518/Articles/takingaspiritualhistory.pdf
8. Maugans TA. The SPIRTual history. Fam Med 2001; 5:11–16.

Sumário

PARTE I

Definições e conceitos

Capítulo 1

O conceito de espiritualidade e sua interface com a medicina

Valdir Reginato

"Para o ser humano, a questão decisiva é esta: você se refere ou não ao infinito? Tal é o critério de sua vida. Finalmente, só valemos pelo essencial e, se não acedemos a ele, a vida foi desperdiçada."
Carl Gustav Jung

CONCEITO DE ESPIRITUALIDADE

Existência da Espiritualidade

A dor e o sofrimento, percepções da existência, promoveram um desafio ininterrupto na história da Humanidade, o que desencadeou o surgimento e o desenvolvimento da Medicina enquanto ciência e arte. A luta por preservar a vida de sua misteriosa e natural finitude sempre esteve acompanhada de um tema de igual magnitude e mistério, o da *espiritualidade*. É um vasto campo que abrange questionamentos de incertezas que se registradas nas tradições e magias do passado, alimenta a crença de inúmeras religiões em diferentes culturas ao longo dos séculos e alcança as pesquisas científicas na atualidade.

A espiritualidade, cujo conhecimento de origem se confunde com o início dos tempos, acompanha o caminhar da existência humana sem uma resposta unânime para os crentes, agnósticos e ateus que explique, com argumentações compreensíveis à luz da razão humana, o porquê da sua existência inquestionável.

A dimensão da espiritualidade, mais do que acrescentar um novo conhecimento, é a maneira de olhar o universo dos acontecimentos aprendidos em uma perspectiva que à luz da ciência ficou reduzida ao alcance da materialidade analisável por uma objetiva tecnicista, em que a abertura para a reflexão sobre questões essenciais e existenciais permanece limitada para a plenitude da verdade. Ampliar essa percepção está na capacidade de inserção na dimensão da espiritualidade que remete a um plano metafísico, conforme se encontra descrito em diversos autores.[1]

> "A espiritualidade é a dimensão que corresponde à abertura da consciência ao significado e à totalidade de vida, possibilitando a recapitulação qualitativa de seu processo vital. Portanto, envolve a busca pelo sentido ou significado para a existência e está articulada a uma necessidade mitificante, ao imaginário e ao simbólico."[2]

> "Toda pessoa é espiritual enquanto dotada de espírito. A espiritualidade não implica necessariamente a fé em uma divindade específica. A palavra *espírito* não se refere especificamente à divindade, mas à capacidade de autoconsciência, de fazer uma reflexão sobre si mesmo. O ser humano é um ser intrinsecamente espiritual, pois demonstra essa capacidade de refletir e autotranscender-se."[3]

> "Tem-se por espiritualidade o conjunto de todas as emoções e convicções de natureza não material com a suposição de que há mais no viver do que pode ser percebido ou plenamente compreendido, remetendo a questões como o significado e o sentido da vida, não se limitando a qualquer tipo específico de crença ou prática religiosa."[4]

Ao se analisarem as tentativas de expressar de modo mais amplo o conceito de espiritualidade, nota-se o aparecimento da relação com o conceito de religiosidade. King & Koenig apresentaram uma revisão destas diferenças: espiritualidade e religiosidade.[5] Se até o século XIX ambas ocupavam o mesmo espaço ou, ao menos, se confundiam em seus conceitos, a partir do século XX, principalmente, passou a ser identificada uma diferenciação. "A religião passou a ser entendida como prática institucionalizada de um sistema de crenças, rituais e símbolos, compartilhada por uma comunidade. A espiritualidade, por sua vez, pode ser entendida como a busca pessoal por significado e sentido maior no existir e sua relação com o sagrado e o transcendente, podendo estar vinculada ou não a uma religião formalizada ou designação religiosa."[6]

A respeito da condição de busca pessoal por significado e sentido da vida, referida por praticamente todos os autores, como ponto fundamental referente ao âmbito da espiritualidade, Viktor Frankl[7] centraliza como essencial para a razão da existência humana a identidade com esse sentido de vida, uma vida que, necessariamente, se encontrará em algum instante com o que ele denominou de "tríade trágica": o sofrimento, a culpa e a morte.

O sofrimento não é mera sensação de alerta da dor física ou psicológica, mas está revestido de um sentimento que se direciona a um significado mais íntimo correspondente à transcendência. E nessa dimensão, de modo consciente ou não, surge a procura de uma origem de culpa, de responsabilidade, para justificar esse sofrimento. A permanência prolongada nessa angústia existencial, em que a dor se intensifica, faz com que o indivíduo, por um lado possa olhar para a morte como recurso extremo de alívio ao corpo, e por outro, para aqueles que diante das mesmas circunstâncias de padecimento conseguem enxergar um sentido, ainda que pela fragilidade do corpo também encontrem a morte, fortalecem-se em espírito na esperança de uma vida nova. A esse respeito declarou Frankl: "O homem não é destruído pelo sofrimento, ele é destruído pelo sofrimento sem sentido."[7]

Considerada a relação da transcendência da vida com o sentido que cada um busca e encontra ao longo da sua existência, escreve Rubem Alves:

> "O sentido da vida é algo que se experimenta emocionalmente sem que se saiba explicar ou justificar... É uma transformação de nossa visão de mundo, na qual as coisas se integram com uma melodia, o que faz sentir reconciliados com o universo ao nosso redor, possuídos por um sentimento oceânico..., sensação inefável de eternidade e infinitude, de comunhão com algo que nos transcende, envolve e embala, como se fosse um útero materno de dimensões cósmicas."[8]

Neste universo que o homem tem ao seu redor, a vida identifica, ancorada na espiritualidade, duas marcas inquestionáveis: o *nascer* e o *morrer*. O que excede daí avança no campo de incertezas, além das percepções analisadas nas dimensões do ponderável aos sentidos humanos, expandidos pelos recursos de equipamentos tecnológicos. A análise dicotômica do homem como corpo e espírito se tornou marcante a partir do século XVI, mediante o desenvolvimento da metodologia cartesiana, admitida e propagada até os dias atuais, como caminho para o avanço do conhecimento científico.

> "Descartes deslocou o corpo para outro sistema conceitual no qual, antes da divindade infundir alma nele, aparece como máquina na máquina do universo. Somente quando Deus infunde alma ao corpo, assinalando-lhe como lugar a glândula pineal, a máquina se torna verdadeiro homem." Assim, Descartes deslocou a atenção dos estudiosos para o corpo, considerado de forma autônoma, como uma máquina precisa."[9]

> "A doutrina cartesiana do *cogito* (abreviação de *cogito, ergo sum*, "penso, logo existo") indica a evidência pela qual cada indivíduo reconhece a própria existência enquanto sujeito pensante. A conclusão do raciocínio leva à fundação de duas verdades que resistem à dúvida metódica, utilizáveis como postulados da reflexão metafísica: 1. O pensamento é uma realidade em si mesmo (uma substância), distinto e diferente da matéria; 2. O indivíduo humano é tanto *res cogitans* (um sujeito pensante) quanto *res extensa*, enquanto corpo."[10]

Dalton Luiz de Paula Ramos comenta esta condição de simultaneidade do indivíduo na existência ontológica corpórea e espiritual do ser humano como base na proposta de Elio Sgreccia: "A pessoa é antes de tudo um corpo espiritualizado, um espírito encarnado que vale por aquilo que é e não somente pelas escolhas que faz, o que significa que o valor da pessoa é dado pelo simples fato de existir, e a ela deve-se atribuir a sua dignidade. (...) Ela vale pelo que é. A pessoa é muito mais do que a circunstância material em que se encontra."[11] Essa concomitância de convivência entre a matéria (perecível) e o imaterial (que permanece) conduz ao questionamento sobre a finitude da vida, que, se por seu corpo se degrada, por seu espírito permanece em uma nova forma de existência, que se realiza em dimensão misteriosa onde a ação do tempo não se manifesta.

Nesse campo do "corpo espiritualizado" ou "espírito encarnado" abre-se no século XXI a possibilidade de um nova forma de inteligência, denominada *espiritual*, *existencial* ou *transcendental*, ampliando significativamente o mapa das inteligências múltiplas de Howard Gardner,[12] onde os estudos sobre a inteligência emocional foram amplamente difundidos e aplicados tanto em âmbito pessoal, como educativo e profissional. Para Howard Gardner, a inteligência espiritual é

> "A capacidade para se situar a si mesmo em relação ao cosmos, em relação a si mesmo e em relação às características existenciais da condição humana, quais sejam; o significado da vida e da morte, e o destino final do mundo físico e psicológico em experiências profundas, como o amor à outra pessoa ou a imersão em um trabalho de arte."

Mais recentemente, tem-se associado à busca por uma assistência médica integral o conceito de pessoa na sua plenitude, reconhecendo-se a espiritualidade como fator relevante tanto no processo saúde-doença do paciente, como na participação de seus cuidadores, conforme definido pela Association of American Medical Colleges:

> "As espiritualidade é reconhecida como um fator que contribui para a saúde de muitas pessoas. O seu conceito, encontrado em todas as culturas e sociedades, se expressa nas buscas individuais para um sentido último através da participação na religião e ou crença em Deus, família, naturalismo, racionalismo, humanismo e nas artes. Todos esses fatores podem influenciar na maneira como os pacientes e os cuidadores profissionais da saúde percebem a saúde e a doença e como eles interagem uns com os outros."[13]

Nessa declaração amplia-se, até mesmo, o conceito de espiritualidade a outras esferas não limitadas à religião ou à crença em Deus, mas correlacionadas com a espiritualidade ao envolvimento da família, da natureza e das artes principalmente. Esses aspectos muito conhecidos, enquanto favoráveis ao bem-estar do paciente, quando aplicados adequadamente, não deixam de reforçar o caráter de colaboração da dimensão espiritual, em que, se pela família são reforçados os vínculos afetivos, na natureza e nas artes são incluídos recursos que tocam a intimidade das percepções e dos sentimentos, mediante técnicas terapêuticas alicerçadas nessas esferas do conhecimento, a fim de favorecer um processo de humanização na assistência.

A origem da dimensão transcendental: por que enterrar os mortos?

> "O primeiro indício tangível do sentimento religioso nos homens pré-históricos foi a prática de enterrar os mortos. Algumas tumbas remontam a 100 mil anos antes da nossa era e contêm elementos de ritualização da morte: a disposição do

cadáver em posição fetal e a colocação de alimentos e armas ao seu lado. As duas providências evocam a ideia de renascimento, de uma viagem do defunto em outro mundo."[14]

A pergunta que nasce diante dessa constatação: "Por que enterravam os seus mortos?" E mais: "Por que os enterravam muitas vezes com utensílios?" A reflexão especulativa nos conduz a uma possível resposta: aquela pessoa não deixaria de existir de fato, ou seja, de algum modo partiria para outro lugar, uma nova vida, conforme o raciocínio mencionado por Lenoir. A questão é que se com a morte do corpo, consequente à finitude de sua natureza material, o que aconteceria com o espírito – imaterial – não perecível ao tempo.

> "A crença em uma vida após a morte implica outra, a da existência de uma parte invisível e imortal do ser humano que possa sobreviver à destruição do corpo: a alma, o espírito, o duplo. A partir desse substrato, duas grandes ideias se desenvolveram em várias culturas históricas: a transmigração, que postula o retorno da alma em outro corpo, e a ressurreição, que pode acontecer em outro mundo ou na Terra, em outro tempo."[14]

O que faria pensar que aqueles que morreram continuariam em outro lugar ou em uma nova vida? Em que se diferencia o homem de todos os demais seres vivos, que uma vez encerrado seu ciclo vital teria uma continuidade existencial? A força vital, presente em todo ser vivo, manifestada em uma complexa interação de reações biológicas ocorridas por princípios físico-químicos, estaria no homem expandida a uma dimensão inexistente nos outros animais?

> "Poderíamos dizer que há na pessoa uma realidade 'metafísica' – no sentido etimológico da palavra, isto é, algo 'além do físico' – que extrapola a realidade natural, as organizações meramente físico-químicas. Se, contrariando essa constatação natural, concebermos o homem apenas como estrutura orgânica complexa, apenas material, sem nenhuma outra dimensão metafísica, toda manipulação desse homem seria equivalente à de um simples objeto, mesmo que biologicamente complexo, mais ou menos valioso, mas que no fim das contas, não merece uma consideração singular, inalienável."[11]

Segundo esse autor, onde se percebe na pessoa uma realidade "metafísica", insere-se a *dimensão da espiritualidade* como um elemento pertencente ao homem, não como algo "sobreposto", mas como parte da constituição humana. Esta é a pergunta que Santo Agostinho, no século IV, denominou *magna quaestio,* conforme cita Sgreccia:

> "A existência humana, tomada no homem concretamente existente e realizado, apresenta-se como corporeidade e espiritualidade ou como simples corporeidade? Essa é a primeira pergunta à qual deve responder o filósofo, especialmente o filósofo da biologia e da medicina."[15]

Essa questão é de fundamental importância para o avanço da reflexão, por colocar o homem em um campo totalmente diferenciado e, consequentemente, exigindo resposta própria à sua natureza que será considerada em tomadas de decisão no que se refere à vida, à morte e à dignidade do indivíduo. Esse território de transcendência, que propicia uma continuidade para a eternidade em uma vida diversa da ocorrida nesse tempo, mas sem que se perca a identidade da pessoa, deve fazer com que as decisões tomadas reflitam na plenitude de vida que vai além do que está ao alcance dos sentidos.

O ser humano e o divino

> "Se os humanos evoluíram rigorosamente por meio de uma mutação e seleção natural, quem precisa de Deus para nos explicar? A isso retruco: eu preciso. A comparação entre sequências de chimpanzé e de ser humano, embora interessante, não nos explica o que é preciso para ser humano. A meu ver, apenas a sequência de DNA, mesmo acompanhada por um imenso baú do tesouro com dados sobre funções biológicas, nunca irá esclarecer determinados atributos especiais de humanos, como o conhecimento da Lei oral e a busca universal por Deus. Livrar Deus do fardo de atos especiais da criação não o exclui como fonte daquilo que torna a Humanidade especial, nem do próprio universo. Simplesmente nos mostra alguma coisa sobre como ele trabalha."[16]

O antigo e polêmico debate retorna no século XXI à luz do Diretor do Projeto Genoma – Francis Collins – em sua obra *A linguagem de Deus: um cientista apresenta evidências de que Ele existe.* A reflexão sobre a origem dessa dimensão transcendental apresenta diferentes correntes de debates que percorrem caminhos pelos campos das lendas e tradições, da mitologia, da teologia, assim como da própria física quântica. Ela, a dimensão espiritual, ou foi "concebida" por um Criador, ou foi "elaborada" dentro de um processo evolutivo cuja causa primeira não se consegue comprovar dentro dos recursos e conhecimentos científicos presentes. Contudo, independentemente da justificativa que se dê, não se pode negar a sua existência.[17-19]

Para Sgreccia "deve-se evitar a ideia de que o homem seja constituído de três princípios: o do soma, o da psique e o do espírito, pois o da psique expressa a vitalidade tanto do soma quanto do espírito sob o perfil funcional."[15] Para esclarecer e defender esse posicionamento, Sgreccia retoma Aristóteles e Tomaz de Aquino, inserindo o conceito de *alma*, que no caso do homem merece atenção toda especial para o autor. Ele diferencia a "alma aristotélica" de todos os viventes (vegetais e animais), que é o espírito que anima, para uma "alma tomista" que no homem é também espírito, mas com a condição de poder existir separadamente do corpo material. Não sendo a alma humana simplesmente um "espírito que dá vida" (vegetal ou animal), mas reconhecida como separada do corpo e, portanto, não corruptível, por não ter a matéria, ela seria imortal em função da sua imaterialidade. Esse conceito encontra resistência para sua aceitação por todos, e não é factível de demonstração empírica, recorrendo-se à questão da fé vinculada à vontade do Criador. Porém, é fato que as grandes religiões aceitam esse princípio há milênios, com variáveis interpretativas, e alicerçam seu comportamento em função da existência de uma alma imortal para uma vida eterna e, assim, consequentemente, as implicações disso na sua vida presente, limitada pela materialidade do corpo.[15]

> "A maioria das religiões acredita que o homem foi criado por Deus, que suas origens são divinas. Nesse contexto, com frequência se fala da *alma* do homem, termo que tem conotações diferentes em culturas diferentes."[20]

O fato de Sgreccia alicerçar-se na existência de um Deus Criador que possa dar origem a um Homem com alma e corpo nas condições em que ele apresenta, implica aceitação de uma entidade divina que está acima da capacidade humana de compreensão e, portanto, capaz de ir além do que a imaginação humana possa julgar racional.

> "O conceito de Deus é simplesmente uma função psicológica necessária, de natureza irracional, que absolutamente nada tem a ver com a questão da existência de Deus. O intelecto humano jamais encontrará resposta a esta questão... A ideia de um ser todo-poderoso, divino, existe em toda parte. Quando não é consciente, é inconsciente, porque seu fundamento é arquetípico. A questão da existência de Deus não

> tem resposta possível. Há, contudo, um consenso a respeito desta realidade entre os povos desde os primórdios da Humanidade. O irracional não pode ser extirpado, os deuses não podem morrer." (Jung, O.C., v. 7, § 110.)[2]

Reconhecer a dimensão espiritual pela inteligência

Em 1999, por intermédio de uma resolução publicada na Emenda da Constituição da Organização Mundial da Saúde (OMS), propôs-se propôs incluir a esfera espiritual no conceito multidisciplinar de saúde somada às demais esferas já reconhecidas: física, psicológica e social.[21]

Ainda nesse sentido, as implicações envolvendo questões no campo da transcendência passaram a constar do Código Internacional de Doenças (CID 10) como (F44.3): "Os estados de transe e de possessão como transtornos caracterizados por uma perda transitória da consciência de sua própria identidade, associada a uma conservação perfeita da consciência do meio ambiente." Mais recentemente, em virtude dos artigos publicados analisando o envolvimento espiritual-religioso em distúrbios psiquiátricos, associados de modo indiferenciado ou mesmo duvidoso no que respeita à natureza patológica do processo, ocorreram contribuições no direcionamento de uma maior atenção clínica aos "problemas religiosos ou espirituais".

> "O Manual Diagnóstico e Estatístico de Transtornos Mentais na 4ª edição (DSM-IV) introduziu uma nova categoria chamada "Problemas Religiosos ou Espirituais" para direcionar a atenção clínica, justificando a avaliação de experiências religiosas e espirituais como parte constituinte da investigação psiquiátrica sem necessariamente julgá-las como psicopatológicas.(...) Acreditamos que seria útil incluir diretrizes baseadas nas evidências já disponíveis para auxiliar no diagnóstico diferencial entre experiências espirituais, experiências anômalas não patológicas e sintomas patológicos reais na 11ª edição da Classificação Internacional de Doenças" (CID-11).[22]

Esse reconhecimento nos permite compreender melhor o comportamento deste complexo ser que é o homem. Complexidade que se desenvolve na medida em que se considera que cada um desses fatores (físico, psicológico, social e espiritual) interage ora com um, ora com outro, e todos entre si de maneira dinâmica, permanente e dentro de um comportamento de limites imprecisos na sua previsibilidade, acarretando manifestações em cada uma das áreas onde os limites se confundem, demonstrando ser essa classificação uma tentativa de entender melhor esta confluência que parece fugir a capacidade de compreensão plena do raciocínio humano.[23,24]

Isso se apresenta não como uma opinião ou crença, mas como um conceito que define o ser humano constituído, além do corpo, de uma força vital, presente em todos os seres vivos, mas que na pessoa recebe particular historicidade. Primitivamente, para que elaborasse a percepção de si mesmo quanto à descoberta de que existe (*cogito*), o homem o fez pela presença do corpo; por poder se enxergar, se tocar, sentir, pensar. Contudo, o que não é percebido (mas existe) não poderia ser imaginado nessas características presentes no homem sem que fosse dotado do que se denomina de *inteligência*.

O conceito em questão, de compreensão difícil e polêmica na sua plena definição e abrangência, que é a *inteligência*, identifica de modo marcante a capacidade que o ser humano tem de se diferenciar de todas as demais criaturas e se desenvolver de modo a alcançar os questionamentos da sua existência, assim como de produzir cultura, que proporcionou o chamado progresso, constatado ao longo da sua caminhada histórica, registrado principalmente após o surgimento da escrita.[25-27] A inteligência é que faz com que o homem tenha a capacidade de alcançar a possibilidade da realidade da dimensão espiritual existente, ainda que invisível na sua materialidade, mas perceptível nas suas manifestações metafísicas.

> "A ciência, nos seus elementos experimentais, talvez não consiga levar para o laboratório essa dimensão metafísica do homem, mas também não alcança, no laboratório, a negação dessa dimensão. Não é possível provar, por meios experimentais, que não existe essa realidade. É justo que o cientista experimental diga: "Eu não consigo provar a existência do espírito." Entretanto, o incorreto seria afirmar: "O espírito, então, não existe."[11]

As consequências dessa conclusão são fundamentais para a compreensão e o avanço na reflexão sobre as razões que levaram os homens a enterrar os seus mortos. Admitir que o homem não é fruto do acaso, decorrente única e exclusivamente do azar evolucionista e restrito ao campo material da existência, oferece os elementos necessários para que se caminhe na direção de uma nova realidade, que embora sem argumentos para uma explicação racional atualmente é tão antiga quanto a própria Humanidade. A realidade que faz com que o homem não exista somente no plano material, mas o promova a um plano existencial transcendental ou sobrenatural, apresenta um elemento novo: a existência de um ser superior, uma entidade ou, mesmo permanecendo no campo da indefinição, uma força superior de natureza desconhecida na sua plenitude pelos limites do consciente humano.

O que está em jogo é que o homem é um ser que quer respostas para o seu existir. Não é somente o fato de descobrir como conseguir se desenvolver para fazer isso ou aquilo, mas por que o está fazendo? Em outras palavras: qual é o sentido da vida? Entendendo sentido como objetivo ou aquilo pelo qual deve ser realizado, deve se sentir em plenitude de significado, de viver a sua liberdade. O avanço do conhecimento científico tem favorecido muito a compreensão do modo como tudo se processa na natureza, mas não dá respostas aos porquês, já que elas parecem se encontrar na dimensão espiritual.[28]

A angústia existencial na busca do sentido

As perguntas que atravessam os séculos remetem objetivamente às questões existenciais de toda história da Filosofia desde que o homem começou a pensar: *Quem sou eu? De onde vim? Para onde vou? O que estou fazendo aqui?* São questões desgastantes e até vistas com certa monotonia desesperada, mas fugir a essa reflexão é abandonar a causa da própria existência, que pode conduzir a uma vida sem sentido. O homem que se torna consciente da sua existência deve fazer uma escolha: ignorar essas questões e viver sem sentido, como um cenário fechado com as cortinas da ignorância, ou ter a coragem de abri-lo e buscar encontrar um sentido para viver. Nesse âmbito, o critério e direcionamento de nossas questões são essenciais, conforme afirma Jung:

> "Para o ser humano, a questão decisiva é esta: você se refere ou não ao infinito? Tal é o critério de sua vida. Finalmente, só valemos pelo essencial e, se não acedemos a ele, a vida foi desperdiçada."[29]

É importante refletir a respeito da origem dessas questões. *Por que o homem questiona?* Não poderia passar pelo mundo, pela vida, sem esses questionamentos? Não bastaria simplesmente viver? Para que serviriam as respostas dessas perguntas? Em que elas modificariam a passagem por esta vida? Qual a verdadeira importância de tais respostas para a condição humana?

Seja qual for a resposta que se dê, pelos caminhos diferentes que se escolham, a busca pela felicidade, como meta de esperança a ser alcançada, está relacionada a um desejo de sentido da vida, ou seja, aquilo que dá sentido à existência, ao objetivo final, o lugar para onde se deve ir e permanecer sem que mais nada seja necessário. A felicidade, no seu significado pleno, passa participar de um imaginário a ser atingido ainda nesta vida ou uma condição para se realizar em uma dimensão que *transcenda* a existência no mundo.

> "Nenhum bem finito – as riquezas, o prazer, as honras, a saúde e a fortaleza corporal – pode ser objeto da felicidade humana, porque é incapaz de saciar as tendências principais e mais próprias do homem. Talvez parece ser mais do que qualquer outra coisa a felicidade: a essa, de fato, queremo-la sempre por si mesma, e nunca por outra coisa."[30]

E o homem nessa busca pela felicidade se depara com obstáculos a esse desejo, em que a *doença* se apresenta como um enorme desafio a poder alcançá-la. Como conciliar a dor e o sofrimento que acometem a pessoa sem que esses afastem o objetivo de ser feliz? Essa felicidade pode se apresentar como um prêmio a alguns ainda nesta vida, mas se comporta de modo injusto ao ser roubada de outros pela fatalidade da morte antecipada, permanecendo a dúvida pelo sentido daquela vida.

A doença: um risco à felicidade?

Quando verificadas as dimensões do homem, a constituição física ou biológica é a primeira a ser identificada como área de fragilidade para muitos acometimentos que acabam por gerar dor e sofrimento, compreendidos no conceito amplo de doença, acarretando limitações que interferem diretamente na sensação de bem-estar. Desde a conscientização do corpo, a Humanidade tem ciência de que é facilmente agredida por fatores externos que provocam danos à unidade corpórea, que necessita reagir em processo de recuperação, antes que venha a sucumbir na sua totalidade, previamente anunciada pela dor.

> "Frágil e dependente durante boa parte da sua existência, como nenhum outro animal, o homem, enquanto criatura reflexiva, percebeu que a *doença* é um acontecimento que, em maior ou menor intensidade, recorda essa sua debilidade. O doente, de certo modo, tal como uma criança, é alguém que necessita de mais ajuda que os demais."[31]

No âmbito da saúde, o tempo entre o nascer e o morrer, frequentemente acometido por algumas manifestações caracterizadas por dor e sofrimento, parece esgotar todas as possibilidades para se alcançar a felicidade plena.

Contudo, o desejo de ser feliz supera as dificuldades que poderiam levar à desistência do homem, pelo menos em um aspecto conceitual, vinculado à sua existência pelo espírito de sobrevivência. Esteja ele passando por períodos de doença física prolongada e dolorosa, por humilhações sociais, nada disso destrói a necessidade de se sentir feliz. É verdade que muitos sucumbem diante das dores e dificuldades pelo avanço irremediável da doença, mas a grande maioria não deixa de reconhecer que existe algo que o espera em outro plano ou lugar.

Portanto, a felicidade pode ser considerada inatingível para os dias que se localizam entre o nascer e o morrer, mas não se torna uma realidade inexistente. É um desejo que parece estar acima da própria consciência e pertencer à intimidade da natureza humana, mesmo que escondida na sua inconsciência.

> "Pensemos agora na grande esperança que há de que a morte seja um bem. Na realidade, com a morte tem de acontecer uma de duas coisas: ou o que morre se converte em nada e, portanto, fica privado para sempre de qualquer sentimento, ou, segundo se diz, a alma sofre uma mudança e passa deste para outro lugar."[32]

Dentro do seu organismo como um todo, para a recuperação dessa perda irreparável nas dimensões físicas, psíquicas e sociais, que parecem não obter resposta nos procedimentos oferecidos pelos recursos existentes, resta, portanto, como alternativa para o seu caminho o transcendente por meio da dimensão espiritual.

Dessa maneira, o homem vive a cada dia a sua esperança, que poderá ser atingida neste tempo ou no tempo futuro. Talvez por isso esteja a espiritualidade mais presente na fase da velhice, em que a expectativa da morte natural ou pela ocorrência de doenças se torna frequente. Entretanto, quando o adoecimento ocorre em fases anteriores, a espiritualidade se manifesta de modo muito mais intenso e inesperado.[33-35]

Espiritualidade sob o olhar da ciência

Com o conhecimento adquirido pelo desenvolvimento científico-tecnológico, muitos passaram a reconhecer na natureza espiritual uma manifestação anacrônica, resquício de um homem primitivo e ignorante que, temeroso, deve rogar aos deuses para a sua salvação. Uma natureza alicerçada em lendas e tradições, não comprováveis experimentalmente, não tem mais espaço diante da realidade atual da ciência.

Desta forma, o pensamento científico assume a responsabilidade de estabelecer o que é a verdade em todos os campos de atuação humana, não somente na área da pesquisa do universo material, mas também na do comportamento humano: suas crenças, sonhos, ilusões e sentimentos. Tudo deve ser referendado pela autoridade científica para poder ser considerado verdade e até mesmo passível de existir ou, ainda, deve aguardar o avanço do conhecimento, experimental e comprovado por metodologia irrepreensível, para vir a ser considerado um fato e não simplesmente uma insensatez.

Nas últimas décadas, o avanço tecnológico na área médica tem permitido a manutenção de pacientes em coma prolongado, no limite entre a vida e a morte, promovendo um novo desafio às explicações científicas diante da espiritualidade. Sam Parnia, em sua obra *O que acontece quando morremos?*, apresenta ampla investigação realizada a partir de relatos sobre experiências que tiveram pacientes em estado de quase morte. As explicações científicas para esses relatos, relacionados a distúrbios do metabolismo cerebral, não são convincentes para o autor.[36] Da mesma maneira concorda o neurocirurgião Eben Alexander III, que publica, em 2012, um relato minucioso de sua experiência pessoal de "quase morte" no livro *Uma porta do céu*.[37] São frequentes nos relatos desses pacientes as percepções de um bem-estar jamais vivido e propostas de mudanças de vida para melhor após a recuperação.

O homem encontra na dimensão da espiritualidade, que transcende os caminhos da ciência tecnológica, sem excluí-la, um caminho que vai em busca dos seus anseios pela felicidade. De forma concreta, a espiritualidade nunca saiu do cotidiano dos povos e sim da observação de alguns cientistas. Para os diferentes povos e culturas com crenças e histórias distintas, nunca se observou uma fuga da espiritualidade, exceto em alguns países que foram submetidos à força de ditaduras sanguinárias que negavam a possibilidade de a população manter seus cultos religiosos.

Nos últimos anos, várias nações europeias, tradicionalmente religiosas, têm adotado uma postura cética em relação à espiritualidade. Os padrões de qualidade de vida oferecidos pela tecnologia parecem dispensar a participação da espiritualidade em suas vidas. Contudo, diante da doença e da morte ocorre uma nostalgia em relação às questões existenciais e espirituais.

> "A ciência não pode ser usada para justificar o descaso às grandes religiões monoteístas do mundo que repousam sobre séculos de história, filosofia e evidências impressionan-

> tes proporcionadas pelo altruísmo humano. É o cúmulo da arrogância científica alegar o contrário. Entretanto, isso nos deixa um desafio: se a existência de Deus é real (não uma mera tradição e sim uma verdade) e se determinadas conclusões científicas sobre o mundo atual também são reais (não somente quanto ao estilo, mas objetivamente reais), elas, então, não podem se contradizer. Deve ser possível uma síntese plenamente harmônica."[16]

Cabe então explorar os caminhos das crenças. Por que crer? Para que crer? Em quem crer? Como crer?

Espiritualidade e fé

Crer vem de acreditar, considerar verdadeiro, confiar. A credibilidade carrega junto de si a aceitação de uma "incerteza" que se admite como realidade de fato mediante a esperança que se tem na sua existência destituída de provas. Uma esperança que não é duvidosa na sua essência, mas significa um "tempo de espera" que deve ser cumprido para sua realização.

Partindo dessa premissa, a pergunta *Por que crer?* Nasce da consciência do homem de que não tem resposta para tudo que constitui a sua natureza e o seu meio. Caso contrário, não teria por que se questionar. O questionamento existencial é a prova do desconhecimento, da dúvida, e essa é a legitimidade da limitação que nos constitui. A conscientização desse limite alcança a transcendência, um "espaço", uma dimensão que sem ser compreendida totalmente nos coloca em um terreno de incertezas.

Um ser humano que nunca passe por esse questionamento que gera uma crise existencial não alcança a plenitude de sua humanidade. A crise é necessária enquanto fator de crescimento.

Por que crer? Porque é necessário que se escolha um caminho, um sentido para a vida. A escolha é determinada pela confiança que se deposita em determinada fonte de esperança, e como não posso obter todas as provas pretendidas para essa decisão com bases totalmente compreensíveis e seguras deve ser introduzido, aqui, um novo elemento que é a *fé*.

> "Nada na vida é mais maravilhoso do que a fé. A grande força – motriz que não podemos pesar na balança nem testar no cadinho – misteriosa, indefinível, conhecida apenas pelos seus efeitos. A fé derrama um fluxo infindável de energia enquanto não diminui em nada o total de sua potência. A

> fé sempre foi um fator essencial na prática da medicina. Não para um psicólogo, mas um médico clínico comum, preocupado em tornar fortes os fracos em mente e corpo."[38]

Fé é crença, convicção, confiança. A fé dá resposta e rumo à crise existencial, colocando uma opção na qual não se exige demonstração de certeza, mas simplesmente se acredita. A solicitação de uma certeza quebra o ato de fé na sua conceituação e etimologia, e passa para o terreno investigativo, em que se deixa de crer em algo ou alguém e se passa a acreditar naquilo que se consegue compreender. Em outras palavras, passa-se a acreditar de fato na realidade que está ao alcance.

A fé não é fator restritivo ao avanço do conhecimento, mas, pelo contrário, motiva a investigação que agora se fortalece pela presença de um sentido maior. Oportuno se faz citar a famosa afirmação de Albert Einstein a esse respeito, na qual não há qualquer incompatibilidade entre o avanço no conhecimento científico e a fé, que devem se complementar:

> "A ciência só pode ser feita por pessoas que estão completamente possuídas pelo desejo de verdade e compreensão. No entanto, essa base sentimental tem a sua origem na esfera religiosa. Isso inclui também a confiança na possibilidade de que as regularidades que valem no mundo do existente sejam razoáveis, isto é, compreensíveis à razão. Não posso imaginar um investigador sem essa fé profunda. É possível exprimir o estado das coisas através de uma imagem: a ciência sem religião é paralítica, a religião sem ciência é cega."[39]

Deve-se avançar para a questão seguinte: *Para que crer?* Para se poder caminhar com certeza na direção que dá sentido à existência, lembrando sempre que ela se faz vinculada à meta da felicidade. Até aqui, tudo se transcorreu sobre o personagem que crê, mas é preciso que se reflita sobre em quem se deposita a credibilidade. É preciso que se diga que a credibilidade se alicerça na *autoridade*, a qual se vincula à capacidade de comandar, dirigir, guiar. Nos primeiros passos da Humanidade, aquele que assistia o enfermo em função de uma capacidade de discernimento, intuitiva ou adquirida, demonstrava *algo mágico* que poderia ser atribuído a um poder maior.

Nesse clima de mistério, o personagem central, o paciente, se apresenta na condição de submissão, de alguém que sofre, na maioria das vezes por causa oculta ou incerta. Pode ser encontrada em todas as culturas e civilizações, de maneiras distintas, a presença do culto ao "divino"; em que o misterioso e o mítico constituem o referencial para o ser humano enquanto manifestação de sua transcendência.

A simultaneidade desses dois eventos em tempos remotos favorece a construção de um elo entre o divino e a causa oculta do sofrimento, como se documenta historicamente. Assim, aquele que tem o poder de assistir o enfermo não poderia fazê-lo de outra forma senão pelo seu relacionamento com a divindade. Desse modo, não há por que estranhar o fato de o berço da medicina estar associado à religiosidade.[31]

Espiritualidade e religiosidade

Vencidas as três questões iniciais, *Por que crer? Para que crer? Em quem crer?*, resta a última indagação: *Como crer?* O *Como* está voltado para a maneira pela qual o indivíduo ou a comunidade organizará e codificará o seguimento a determinada divindade, o que chamamos de religião.

> "Dezenas de milhares de anos atrás, bem antes da invenção da escrita, acredita-se que os seres humanos já se dedicavam à religião. Estatuetas cuidadosamente esculpidas, pinturas rupestres, admiravelmente executadas e complexos rituais fúnebres podem, com base em paralelos posteriores, ser interpretados como indício de atividade religiosa. Desde os tempos pré-históricos, portanto, a crença na existência de uma realidade maior que a humana serviu para definir e criar culturas e funcionou como um antídoto para a fragilidade e a evidente finitude da existência humana."[40]

O conceito de religião não encontra uma identidade única em diferentes fontes, ora se restringindo a uma raiz etimológica apenas, ora se ampliando para uma orientação de cultos ao sobrenatural, ou se definindo por conjunto de rituais a uma divindade, por vezes se confundindo com filosofias de vida.[41]

O que está claro é que enquanto a espiritualidade participa da constituição da pessoa, a religiosidade é um caminho escolhido por ela. Assim, não se pode dizer que necessariamente o homem deva ser tido como um ser religioso, mas sim espiritualizado, embora as manifestações de religiosidade sejam encontradas na maioria das pessoas, em pelo menos algum período da vida, de modo particular quando ela se apresenta em circunstâncias de risco de morte.

Observa-se que em todos esses caminhos é admitida a existência do que vai além do corpo, que é denominado *alma* ou *espírito*, algo que consegue superar o tempo de existência do corpo em direção à Eternidade, seja pela ressurreição, pela reencarnação ou pela incorporação em uma "energia universal". Nesses caminhos, a busca pela felicidade é uma constante e parece estar fora da realização dos dias conhecidos nesta terra, mas sua existência se contempla em uma dimensão transcendental, em que todas as forças que atuam na matéria corpórea, nas emoções ou nos transtornos psicológicos e sociais já não reúnem capacidade de interferência, restando a sobrevivência do espírito no destino da salvação. Nesse sentido, conforme nos esclarecem Pessini e Barchefontaine, correlacionam-se saúde e salvação:

> "Saúde e salvação são termos cooriginais, nascidos de uma mesma raiz conceitual, e partilharam durante muito tempo a mesma sorte e um mesmo significado global, que foi separado somente muito mais tarde. O mesmo se passa com a palavra *soteria* na língua grega, em que Asclépio é *sotér*, isto é, aquele [que] cura, o "salvador". Na língua latina, é emblemático o significado de *salus*, vocábulo que incorpora em termos recentes o significado de "saúde" e "salvação". Em outras línguas ocorre a mesma combinação. Por exemplo: a palavra hebraico *shalom* (= paz, bem-estar, prosperidade) e a forma egípcia *snb* (que indica bem-estar físico, vida, saúde, integridade física e espiritual). Essas várias expressões exprimem a salvação como "integridade" da existência, como "totalidade" das situações positivas, não tocadas pelo mal, doença, sofrimento e desordem. Nesse sentido, na Antiguidade era impossível distinguir salvação de felicidade, uma vez que uma confluía na outra. A partir dessa *re*-ligação (religião = *religare*, ou seja, ligar-se a algo ou a alguém) é que percebemos que toda busca de saúde, na sua essência, é uma procura nostálgica de salvação."[42]

A ESPIRITUALIDADE E SUA INTERFACE COM A MEDICINA

Uma interação necessária

A identificação dos 'primeiros médicos' se confunde, na História, com a figura de sacerdotes, xamãs e curandeiros, o que fica claro quando verificamos que os males do corpo estavam principalmente relacionados à interferência de deuses e situações místicas incompreensíveis no mundo natural. Mesmo com o desenvolvimento da ciência, ainda se manteve um vínculo entre a cura do corpo e a condição de crença do paciente em um campo sobrenatural no qual, mediante a sua fé ou a intercessão de orações e cultos, o paciente poderia encontrar a saúde, principalmente quando esgotados todos os recursos conhecidos.[43]

A busca pelo sucesso terapêutico com base na linguagem cartesiana e no modelo biomolecular da vida, cuja ação oferecida por drogas específicas e, mais recentemente, por possíveis interferências nos mecanismos envolvendo o próprio código genético, colocou à margem a ação do 'sobrenatural' ou de qualquer outro elemento relacionado à transcendência como fator de influência no processo de cura. Entretanto, apesar de a pesquisa científica, por longas décadas, ter mantido um silêncio a esse respeito, para uma boa parcela dos pacientes nunca deixou de existir a consciência da participação desse elemento misterioso, imponderável, não quantificável pela metodologia científica, que é a condição da fé.[1]

> "Ao longo da história da Humanidade, a prática da medicina sempre esteve associada à religião. A associação de divindades aos diferentes processos de cura e com práticas ou compromissos profissionais, como o Juramento de Hipócrates, é exemplo disso. Com o Iluminismo houve uma progressiva separação dessas duas áreas. A cientifização da Medicina fez com que as questões religiosas fossem dissociadas da prática médica por longo período. Mais recentemente, contudo, tem havido um crescente interesse pelo estudo das relações entre religiões e saúde. Vários ensaios clínicos randomizados têm sido publicados em periódicos de referência sobre as relações entre as ações de saúde e as práticas de diferentes religiões."[3]

Essa identificação tem sofrido um processo de atualização nas últimas décadas diante de evidências científicas confiáveis.[44,45] Dal-Farra e Geremi, em ampla revisão sobre o tema quanto à sua importância na educação médica, apontam crescente número de artigos que demonstram a relação entre os benefícios de práticas espirituais em pacientes portadores de doenças de naturezas diversas. Do mesmo modo, enfatizam os registros relativos à melhoria de qualidade de vida, à recuperação em relação aos vícios, assim como aos distúrbios psiquiátricos e disfunções familiares.[6]

Estudos demonstram que o interesse pela assistência espiritual por parte dos pacientes cresce em função da gravidade dos quadros clínicos.[46] Em condições de gravidade clínica, um grupo significativo é formado por pacientes assistidos em cuidados paliativos, dentre os quais se sobressaem os portadores de câncer. Atualmente, há o reconhecimento, quase por unanimidade, que esses são pacientes que necessariamente deverão ter incorporado aos seus cuidados de saúde o oferecimento de assistência espiritual.[47,48]

A espiritualidade promove uma perspectiva diferenciada ao prognóstico do paciente no que se refere à melhora da qualidade de vida pelo período assistido, incluindo-se uma reavaliação quanto ao sentido da vida, respeitando-se as crenças do paciente, auxiliando-o nessa fase de transição para uma nova dimensão.[49] Ainda que as esperanças de cura estejam superadas, não se pode omitir uma preparação que alivie o sofrimento presente mediante o exercício das práticas de espiritualidade.[50–52]

Na concorrência desses vários fatores que são vivenciados pelo enfermo na busca da sua melhora e salvação, não se pode omitir o conceito de milagre. Fenômeno que divide opiniões entre a compreensão da ciência médica e a participação da espiritualidade na saúde, que por ação da *fé* em determinada religião chega a se caracterizar por uma manifestação do sobrenatural. Segundo Ferrer: "Nem a oração necessita ser justificada pela Medicina, nem a Medicina pela religião. Ambas são atividades genuínas e valiosas que se justificam a si mesmas em sua própria esfera."[53]

A espiritualidade como fator de humanização

No século XX houve um progressivo distanciamento entre médicos e pacientes em sua relação, fruto do apego a uma medicina protocolar, cientificamente verificável e pouco atenta à escuta das reais queixas dos doentes. A deterioração desse relacionamento culminou no processo denominado desumanização.[54]

Como resultado desse panorama apresentado, a área da saúde passa a ter uma palavra de ordem: *humanização*. Uma das expressões mais ouvidas nos meios pertinentes às ações de saúde, na última década, é a *humanização na assistência*. Ela se tornou um título de salvação para o resgate de uma atitude consciente do profissional da saúde diante do seu paciente. Um exercício que foi "esquecido" pela multiplicação de especialidades que passaram a ver o órgão, o tecido, a célula ou a molécula, em vez do todo. Ser um "profissional humanizado" passou a ser uma bandeira daqueles que vieram "salvar" a saúde da impregnação exagerada de uma visão tecnicista que, seduzindo o profissional, o separou do paciente.[54,55]

A respeito da humanização, foi constatado em participantes de curso sobre espiritualidade, realizado em disciplina eletiva na Universidade Federal de São Paulo, vínculo do conteúdo temático abordado para essa questão: "Se uma universidade se preocupa com uma educação médica mais humanizada, é imprescindível a abordagem da espiritualidade na graduação." Outra estudante complementou essa ideia: "Ter a consciência de que a espiritualidade é uma dimensão importante no tratamento do paciente já é um sinal de uma medicina mais humanizada, pois se parte do pressuposto de que o indivíduo é um todo e não simplesmente portador de uma patologia."[1]

As manifestações dos jovens estudantes de Medicina de hoje acalentam um novo ânimo para as gerações futuras. Estamos vivendo um renascer da espiritualidade na área da saúde. A novidade que se apresenta no tempo atual, século XXI, é que neste novo palco de reflexões se está redescobrindo uma espiritualidade que deve voltar a se inserir nas bases da modernidade e sair do quarto escuro em que foi colocada para ser incluída na formação e atuação profissional não como uma alternativa do *crente*, mas como um conhecimento a ser adquirido e exercitado por todos aqueles que desejarem oferecer uma assistência mais humanizada.

REFERÊNCIAS

1. Reginato V, Benedetto MAC de, Gallian DMC. Espiritualidade e saúde: uma experiência na graduação em Medicina e Enfermagem. Trab Educ Saúde, Rio de Janeiro. 2016; 14(1):237–55.
2. Monteiro DM. Espiritualidade e saúde na Sociedade do Espetáculo. In: Pissini L, Barchifontaine CP, (eds.) Buscar Sentido e Plenitude de Vida: Bioética, Saúde e Espiritualidade. São Paulo: Paulinas e Centro Universitário São Camilo. 2008.
3. Salgueiro J, Goldin J. As Múltiplas Interfaces da Bioética com a Religião e a Espiritualidade. In: Goldin J (ed.). Bioética e Espiritualidade. Coleção Bi. Porto Alegre: EDIPUCRS. 2007:11–28.
4. Maria S, Volcan A, Luis P, Sousa R, Jesus J. Relação entre bem-estar espiritual e transtornos psiquiátricos menores: estudo transversal. Rev Saúde Pública. 2003; 37(4):440–5.
5. King MB, Koenig HG. Conceptualising spirituality for medical research and health service provision. BMC Health Serv Res [Internet]. 2009; 9:116. Disponível em: https://bmchealthservres.biomedcentral.com/track/pdf/10.1186/1472-6963-9-116?site=bmchealthservres.biomedcentral.com
6. Dal-Farra RA, Geremi C. Educação em Saúde e Espiritualidade: Proposições Metodológicas. Rev Bras Educ Med. 2010; 34(4):587–97.
7. Frankl V. Em busca do Sentido: um psicólogo no campo de concentração. 25th ed. Schlupp WO, Aveline CC T (eds.). Petrópolis: Vozes. 2008.
8. Alves R. O que é religião? São Paulo: Loyola. 2005:120.
9. Lojacono E. A natureza do mundo e o homem-máquina. Descartes, a razão sem fronteiras, Gênios da Ciência, Scientific American Brazil. 2012:38–9.
10. Nicola U. Antologia Ilustrada de Filosofia: das origens à idade moderna. São Paulo: Globo. 2005:479.
11. Ramos DL de P. Bioética: pessoa e vida. São Caetano do Sul: Difusão Editora. 2009:374.

12. Torralba Roselló F. Inteligência espiritual. Kreuch Tradutor JB (ed.). Petrópolis: Vozes. 2012:304.
13. AAMC. Contemporary Issues in Medicine : Communication in Medicine Medical School Objectives Project. Puchalski CM, Epstein LC, Fox E, Johnston MAC, Kallenberg GA, Kitchens LW, et al. (eds.). Washington: Association of American Medical Colleges. 1999:25–6.
14. Lenoir F. Vida após a morte. Entre o Céu e o Inferno. História viva, Grandes Temas, Edição Especial temática. 2012:6.
15. Sgreccia E. Manual de Bioética, I – Fundamentos e Ética Biomédica. São Paulo: Loyola. 2002:111–38.
16. Collins FS. A linguagem de Deus: um cientista apresenta evidências de que Ele existe. Cappeli tradutor G (ed.). São Paulo: Editora Gente. 2007:280.
17. Mayr E. O impacto de Darwin no pensamento moderno. Como nos tornamos humanos: a evolução da inteligência. Scientific American Brazil. 2009:92–7.
18. Pollard K. O que nos faz humanos. Scientific American Brazil. 2009:34–7.
19. Sanches M. Uma perspective mitológica. O Homem em busca das Origens. Scientific American História. 2009:9–15.
20. Gaarder J, Helen V, Notaker H. O livro das religiões. Lando Tradutor IM (ed.). São Paulo: Companhia das Letras. 2005:320.
21. WHO. Amendments to the Constitution Report by the Secretariat. In: FIFTY--SECOND WORLD HEALTH ASSEMBLY [Internet]. 1999:1–7. Disponível em: http://apps.who.int/gb/archive/pdf_files/WHA52/ew24.pdf
22. Moreira-Almeida A, Cardeña E. Diagnóstico diferencial entre experiências espirituais e psicóticas não patológicas e transtornos mentais: uma contribuição de estudos latino-americanos para o CID-11 Differential diagnosis between non-pathological psychotic and spiritual experiences and. Rev Bras Psiquiatr. 2011; 33(supl. I):S21–8.
23. Calvin WH. A evolução do pensamento. Scientific American Brazil, Edição Especial. 2009:84–91.
24. Tattersall I. Como nos tornamos humanos: a evolução da inteligência, Scientific American; Brazil. 2009:68–75.
25. Khalfa J. A natureza da inteligência. In: Khalfa J (ed.). A natureza da inteligência: uma visão interdisciplinar. São Paulo: Fundação Editora da UNESP. 1996.
26. Neuweiler G. A origem de nosso entendimento. Habilidade manual na origem da inteligência, Scientific American Brazil. 2005:64–71.
27. Yam P. A inteligência em questão. Scientific American Brazil. 2005:5–9.
28. Fenwick P. Prefácio. In: Sam Parnia, Rodrigues tradutor EM (eds.). O que acontece quando morremos. 1ª ed. São Paulo: Larousse do Brasil. 2008.
29. Jung C. Memórias, sonhos, reflexões. 5ª ed. Silva tradução DF (ed.). Rio de Janeiro: Nova Fronteira. 1986.
30. Aristóteles. A ética – Textos selecionados. 1ª ed. Fonseca tradutor CM (ed.). Bauru: Edipro. 2003:124.
31. Gallian D, Reginato V. Relação assistencial e sua humanização. In: Ramos DL de P (ed.). Bioética: pessoa e vida. São Caetano do Sul: Difusão Editora. 2009:117–33.
32. Platão. Apologia de Sócrates, o Banquete e Fedro – Coleção Folha 5. 1ª ed. Bini E, Pinheiro (tradutores) A (eds.). São Paulo: Folha de São Paulo. 2010:124.
33. Gutz L, Camargo BV. Espiritualidade entre idosos mais velhos: um estudo de representações sociais. Rev Bras Geriatr Geronto. 2013; 16(4):793–804.
34. Lucchetti G, Lamas A, Bassi RM, Nasri F. O idoso e sua espiritualidade : impacto sobre diferentes aspectos do envelhecimento. Rev Bras Geriat Geront. 2011; 14(1):159–67.

35. Corcioli D, Espinha M, Aparecida R, Lima G. Dimensão espiritual de crianças e adolescentes com câncer: revisão integrativa. Acta Paul Enferm. 2012; 25 (Número especial 1):161–5.
36. Parnia S. O que acontece quando morremos. 1ª ed. Rodrigues (Tradutor) EM (ed.). São Paulo: Larousse do Brasil. 2008:248.
37. Alexander E. Uma prova do céu. Macedo (Tradutor) J (ed.). Rio de Janeiro: Sextante. 2013:192.
38. Osler W. The faith that heals. Br Med Jounal. 1910:1470–2.
39. Einstein A. Worte in Zeit und Raum. 1ª ed. Daecke SM (ed.). Bad Vilbel, Alemanha: Gerald Wollermann. 1991.
40. Coogan MD. Religiões – História, Tradições e Fundamentos das Principais Crenças Religiosas. 1ª ed. São Paulo: Publifolha. 2007:288.
41. Terrin A. Introdução ao estudo comparado das religiões. São Paulo: Paulinas. 2003:432.
42. Pessini L, Barchifontaine C. Buscar Sentido e Plenitude de Vida. Bioética, Saúde e Espiritualidade. São Paulo: Paulinas e Centro Universitário São Camilo. 2008:310.
43. Lopes ODC. A Medicina no tempo. São Paulo: Edições Melhoramentos. 1970:338.
44. Guimarães HP, Avezum Á. O impacto da espiritualidade na saúde física. Rev Psiq Clín. 2007; 34(supl 1):88–94.
45. Koenig H. Espiritualidade no cuidado com o paciente. São Paulo: Fé Editora. 2005:140.
46. Mccord G, Gilchrist VJ, Grossman SD, King BD, Mccormick KF, Oprandi AM et al. Discussing Spirituality With Patients : A Rational and Ethical Approach. Ann Fam Med. 2004; 2:356–61.
47. Evangelista CB, Lopes MEL, Costa SFG da, Batista PS de S, Batista JBV, Oliveira AM de M. Palliative care and spirituality : an integrative literature review. Rev Bras Enferm [Internet]. 2016; 69(3):554–63. Disponível em: http://www.scielo.br/pdf/reben/v69n3/en_0034-7167-reben-69-03-0591.pdf
48. Yawar A. Spirituality in medicine: what is to be done? J R Soc Med. 2001; 94(10):529–33.
49. Panzini RG, Rocha NS DA, Bandeira DR, Fleck MPDA. Qualidade de vida e espiritualidade. Rev Psiq Clín. 2005; 34(supl 1):105–15.
50. Peres MFP, Arantes ACDLQ, Lessa PS, Caous CA. A importância da integração da espiritualidade e da religiosidade no manejo da dor e dos cuidados paliativos. Rev Psiq Clín. 2007; 34(supl 1):82–7.
51. Pinto C, Pais-Ribeiro JL. Construção de Uma Escala de Avaliação da Espiritualidade em Contextos de Saúde. ArquiMed. 2007; 21(2):47–53.
52. Ross L. The spiritual dimension: its importance to patients' health, well-being and quality of life and its implications for nursing practice. Int J Nurs Stud. 1955; 32(5):457–68.
53. Ferrer J. Medicina y Espiritualidade: redescubriendo uma antigua alianza. In: Ferrer JJ (ed.). Bioética; uno diálogo plural (Homenaje a Javier Gafo Fernández). Madri: Ed. Univ. Pontificia Camillas. 2002:891–917.
54. Blasco PG, Benedetto MAC de, Reginato V. Humanismo em Medicina. SOBRAMFA – Educação Médica e Humanismo. 2015:437.
55. Marco MA De. A face humana da medicina – Do modelo biomédico ao modelo biopsicossocial. São Paulo: Casa do Psicólogo. 2003:269.

Capítulo 2

A relevância da espiritualidade em pacientes com câncer

Diego de Araujo Toloi

INTRODUÇÃO E CONCEITOS

A definição de espiritualidade, são relacionada à busca do indivíduo pelo que considera sagrado ou superior a si, está associada aos termos *conexão e transcendência*, tendo a religião como um dos possíveis instrumentos para a realização desses processos. Apresenta interface com aspectos psicológicos e com valores morais.[1] É importante destacarmos quatro conceitos referentes à espiritualidade: saúde espiritual, dor espiritual, necessidade espiritual e suporte espiritual.

A *saúde espiritual* é a habilidade de manter o estado de bem-estar e de paz por meio de valores e crenças que podem englobar a religião. A *dor espiritual* é a sensação de perda de direção e interrupção de conexão com o transcendente. Cabe diferenciar a dor religiosa da espiritual: a *dor religiosa* se relaciona com os dogmas, comumente caracterizada por culpa decorrente da violação de código e de valores, autocrítica e julgamento; a *dor espiritual* se relaciona com a desconexão em si, sendo caracterizada por desesperança, abandono e medo, e pela impossibilidade de ligação com o divino. A *necessidade espiritual* é uma expressão comum da procura por significado em todas as experiências de vida, caracterizando-se por uma relação dinâmica tanto do indivíduo com ele mesmo, como também com outras pessoas. O *suporte propriamente dito* é a abordagem consistente em anamnese espiritual, a intervenção com base nos valores de cada indivíduo, a reavaliação e o seguimento contínuo.[2,3]

Portanto, a espiritualidade abrange conceitos e diagnósticos diversos, utilizados na literatura e prática clínica e que podem ser acessados por meio de realização de anamnese espiritual atenta e cuidadosa. Dentre as hipóteses diagnósticas, temos o sofrimento existencial, o de abandono de Deus e consequente raiva, as preocupações sobre a relação com a divindade, os conflitos relacionados à crença, a desesperança, tristeza, culpa, vergonha e até mesmo o embate diante da possibilidade de reconciliação.[4,5]

O adoecimento traz reflexões relacionadas à constituição do indivíduo, ao que de fato o define e ao que traz significado a sua vida. Portanto, traz a necessidade de repensar o que de fato define o ser e o ter. E com a perda da saúde é também natural que se busquem significados e interpretações dessas experiências. Nesse contexto de alteração, reflexão e busca, a espiritualidade tem o seu papel e importância ao promover conexão e transcendência, e dessa maneira resgatar o entendimento do que somos constituídos e tentar significar as nossas vivências.[6]

O estudo da espiritualidade e da saúde mostra intersecções em diversas esferas e domínios. Estão mais próximos da espiritualidade os domínios relacionados ao sentido da vida, os sentimentos de gratidão, esperança, otimismo e compaixão, além da ideia de um controle central e superior para os acontecimentos da vida humana. Em localização intermediária, entre a espiritualidade e a saúde, contamos com o suporte social, os fatores relacionados à presença e ao auxílio de grupos e comunidades espirituais e religiosas, além de questões relacionadas a cuidados com o corpo. E mais próximos do cuidado de saúde em si temos os domínios associados ao estilo de vida, à adesão ao seguimento e tratamento e ao próprio enfrentamento perante o adoecimento.[6]

A preocupação atual e crescente por oferecer um cuidado integral aos pacientes engloba o aspecto espiritual de cada indivíduo. Essa visão é contemplada pela Organização Mundial da Saúde (OMS), que em sua avaliação de qualidade de vida abrange os domínios físico, psicológico, funcional, social, ambiental e espiritual.[7]

ESPIRITUALIDADE EM ONCOLOGIA

Ao considerarmos a importância da espiritualidade e seu impacto durante o adoecimento de um indivíduo e de posse dos conceitos já explanados, podemos compreender melhor a relação entre a espiritualidade e a oncologia.

O diagnóstico de câncer implica um grau importante de incertezas e a proximidade de questões relacionadas à finitude da vida. Há também evoluções e cursos distintos para neoplasias de mesmo subtipo, com respostas a tratamento e toxicidades de magnitudes diversas entre os indivíduos, assim como sintomatologia e impactos em funcionalidade e qualidade de vida diferentes. A imprevisibilidade da evolução da doença exacerba as questões relacionadas à alteração de estado do binômio saúde e doença, com impacto nos diversos domínios e esferas em que a espiritualidade e a saúde se interconectam.

A busca por suporte que restitua o bem-estar está relacionada ao conceito de **saúde espiritual**. A presença de estresse espiritual, relacionada a diversos sentimentos, como raiva, ressentimento e frustração, e a sensação de desesperança aliada a um estado de maior vulnerabilidade, são variáveis que podem estar relacionadas ao conceito de **dor espiritual** e também ter um componente de dor religiosa. O estado de doença e de incerteza gera um momento de reavaliação do significado da vida, e a necessidade de transcendência e de suporte está relacionada, respectivamente, aos conceitos de **necessidade espiritual** e **suporte espiritual**. Dessa forma, entendemos conceitualmente a importância da espiritualidade nos pacientes oncológicos.[8]

A publicação de artigos relativos à religiosidade e espiritualidade em saúde contou com um aumento exponencial nas últimas décadas.[9] A análise das publicações brasileiras mostra essa mesma tendência com marcada elevação nos últimos anos. A observação dessas publicações revela a cancerologia em nono lugar entre as áreas acadêmicas, correspondendo a 2,8% das publicações.[10] A revisão sistemática de Harold Koenig, *Religião, espiritualidade e saúde: pesquisa e implicações clínicas*,[9] contém 29 estudos sobre oncologia, com 16 (55%) associando religião e espiritualidade com variáveis que englobam desde o risco de desenvolvimento de câncer ao prognóstico. A discussão do autor e as hipóteses para esse resultado envolvem os hábitos de vida, enfrentamento de estresse e suporte social, variáveis essas mais favoráveis nos pacientes com maior religiosidade e espiritualidade. É também comentada a possibilidade de influência da espiritualidade em decisões sobre o tratamento.

A discussão sobre o conceito de espiritualidade e religião é contemplada em estudos sobre oncologia por meio da análise de subgrupos que separam a avaliação da espiritualidade entre os participantes com e sem religião. O questionário *Functional Assessment of Chronic Ilness Therapy – Spiritual Well-Being* (FACIT-Sp) avaliou o bem-estar espiritual em dois estudos transversais com a participação de 449 e

999 pacientes oncológicos em que 25% a 30% dos participantes se declaravam sem religião.[11,12] A análise dos componentes do questionário relacionados à Paz e Significado teve resultados semelhantes para ambos os grupos com e sem religião, sendo distintos os escores relacionados ao componente de Fé.

Esses dados mostram que o conceito de espiritualidade abrange domínios que podem estar relacionados ao instrumento da religião, mas que também existem variáveis que independem dela, podendo-se inferir a necessidade de uma avaliação de espiritualidade abrangente, completa e inclusiva de pacientes oncológicos e que não fique restrita ao fator religião ou a outros instrumentos e meios utilizados para o exercício e a prática da transcendência.

Espiritualidade: da prevenção primária aos grandes consensos de tratamento oncológico

A espiritualidade também pode estar relacionada a características associadas à prevenção por meio de variáveis de hábitos e vícios. A revisão sistemática realizada por Harold Koenig[9] mostrou a relação entre maior religiosidade e espiritualidade e a presença de determinados hábitos e vícios reportados em diversos estudos: o tabagismo e a prática de atividades sexuais consideradas de risco apresentaram, respectivamente, em 90% e 86,% dos estudos relação inversa com maior religiosidade e espiritualidade. A prática de exercício físico e de dietas saudáveis apresentou em 68% e 62% dos estudos associação positiva com maior religiosidade e espiritualidade. O ganho de peso, fator de risco para algumas neoplasias, apresentou 39% de associação positiva com maior religiosidade e espiritualidade. Pode-se observar com esses dados o espectro dos domínios mais próximos dos cuidados com o corpo conforme a explanação prévia sobre as intersecções da espiritualidade e da saúde.

A espiritualidade é contemplada em guidelines para a avaliação e tratamento oncológicos que são de amplo reconhecimento, como por exemplo, o do National Comprehensive Cancer Network.[13] Contemplam-se a atuação da capelania e a divisão da atuação em tópicos como: tristeza; preocupações com a morte e o pós-morte; conflitos e mudanças de crenças; perda de fé; preocupações com o significado e propósito de vida; preocupações com a relação com o divino; isolamento da comunidade religiosa; culpa; desesperança; conflitos entre crenças religiosas e recomendações de tratamento e necessidade de rituais. Esses tópicos apresentam em sua abordagem o cuidado e a atenção à possibilidade de intersecção com transtornos psiquiátricos.

O consenso da *European Society for Medical Oncology* (ESMO) sobre cuidados de suporte ao paciente em fase final de vida inclui também a presença da capelania na avaliação de estresse existencial e psicológico.[14] O guideline canadense pela organização *Canadian Partnership Against Cancer* e pela *Canadian Association of Psychosocial Oncology* (CAPO) inclui o domínio da espiritualidade na avaliação dos pacientes e *screnning* de estresse, e discriminar as necessidades espirituais de esperança, pertencimento, significado e propósito de vida como parâmetros a serem acessados.[15]

Espiritualidade na visão dos pacientes oncológicos

Estudo multicêntrico transversal realizado em pacientes com câncer avançado por meio de entrevistas sobre a importância da espiritualidade, utilizando análises qualitativas multidisciplinares, mostrou como principais temas descritos o enfrentamento (resiliência durante o tratamento), as práticas (principalmente oração como fonte de força), crenças (incluindo o impacto da religião e da espiritualidade no sentido de vida independentemente da experiência do câncer), transformação (surgimento de reflexões sobre fé e morte) e comunidade (presença de suporte espiritual).[16]

Estudo realizado na *Duke University Medical Center* com 150 pacientes com câncer avançado internados mostrou que 91% apresentavam necessidades espirituais, causas mais prevalentes estando relacionadas ao desejo de conexão com uma força superior, orações, acesso a materiais de leitura ou programa de conteúdo religioso ou espiritual, e à vontade de perdoar os outros ou de obter perdão.[17] A presença de preocupações e necessidades espirituais também foi avaliada em estudo com pacientes oncológicos em radioterapia paliativa, mostrando que 86% apresentavam ao menos uma preocupação espiritual, estando 82% relacionados com a procura espiritual (exemplos: busca por conexão mais próxima com Deus e com sua fé, o significado do câncer, pensamento sobre o perdão e o sentido da vida), e 58% associados a pelo menos uma variável de enfrentamento a questões sobre a sensação de abandono por Deus, a punição e o questionamento sobre o amor e o poder de Deus.[18]

Com relação à busca de significado que pode ocorrer em pacientes oncológicos, a revisão sistemática de Moreno e cols.[19] analisou o crescimento pessoal em pacientes com câncer avançado, destacando a espiritualidade como uma das variáveis importantes para o processo de significação. Os principais fatores que explicam essa importância a procura pela religião e espiritualidade como instrumentos para o enfrentamento e a confiança em uma força superior.

Espiritualidade no cuidado dos pacientes oncológicos

A relevância sobre a espiritualidade para a equipe de saúde e os pacientes oncológicos é avaliada em estudos tanto nacionais quanto internacionais. Pesquisa feita no Hospital do Câncer de Barretos com 525 profissionais de saúde e 525 pacientes oncológicos mostrou que:

- 94,1% dos pacientes consideram importante que os profissionais de saúde perguntem sobre a espiritualidade;
- 99,2% dos pacientes utilizam a espiritualidade/religião para um melhor enfrentamento;
- 99,6% dos pacientes afirmam que pessoas com câncer precisam de suporte espiritual/religioso durante o tratamento.
- 98,3% dos profissionais de saúde concordam que o suporte espiritual/religioso é necessário para os pacientes oncológicos.[20]

Pesquisa realizada no Saint Vincent's Comprehensive Cancer Center em Nova York com 369 pacientes oncológicos mostrou que 52% consideram apropriado que o médico pergunte sobre as suas crenças; 58% consideram adequado que o médico pergunte sobre as suas necessidades espirituais, mas apenas 9% dos profissionais perguntam sobre necessidades espirituais.[21]

Estudo multicêntrico realizado com pacientes acometidos de câncer já avançado e incurável em radioterapia paliativa e com seus médicos e enfermeiros mostrou que 77,9% dos pacientes, 71,6% dos médicos e 85,1% das enfermeiras acreditam que o cuidado espiritual de rotina apresenta impacto positivo para os pacientes; entretanto, apenas 25% dos pacientes haviam recebido cuidado espiritual prévio ao estudo.[22]

A espiritualidade também se relaciona com a qualidade de cuidados dos pacientes oncológicos. Pesquisa realizada no *Saint Vincent's Comprehensive Cancer Center* em Nova York com 369 pacientes oncológicos aplicou também o questionário *Quality of End-of-Life Care and Satisfaction with Treatment* (QUEST), que avalia a qualidade de aspectos interpessoais de cuidados e a satisfação com a equipe médica e a de enfermagem em fases avançadas da doença e término de vida. Os pacientes que apresentam necessidades espirituais e os que acreditam que não é apropriado ao médico questionar sobre as suas crenças religiosas avaliam pior a sua qualidade de cuidado.

Com relação à análise daqueles que se consideram espiritualizados, porém sem religião, não há associação com a avaliação da qualidade de cuidado. Também não há relação quanto à frequência e à prática em serviços religiosos. Discute-se a importância e o impacto da espiritualidade nos pacientes oncológicos, incluindo-se aqui a percepção sobre o acolhimento e o sentimento de se sentirem mais bem cuidados.[21]

A espiritualidade tem impacto em decisões com relação ao tratamento dos pacientes oncológicos. Um estudo com pacientes que optaram por tratamento não convencional mostrou que uma das razões que motivou a decisão foi a necessidade de um tratamento que unisse o cuidado do corpo e da mente.[23] Já outro estudo mostrou que a procura por medicina alternativa por pacientes com câncer é resultado da busca por intervenções que promovam o seu bem-estar geral, incluindo em alguns casos uma dificuldade de enfrentamento em relação à própria doença ou aos efeitos do tratamento.[24]

Embora seja importante a abordagem espiritual, os resultados dos estudos que avaliaram seus desfechos são controversos. Por exemplo, o estudo multicêntrico *Coping with Cancer* com 343 pacientes em doença avançada, apresentando insucesso após uma linha de tratamento, avaliou a associação da espiritualidade e suporte dos pacientes. Os pacientes que receberam maiores níveis de suporte religioso comunitário ficaram mais propensos à percepção sobre terminalidade, porém, ficaram menos propensos a apresentar um plano de diretrizes avançadas (estabelecimento e registro de decisões e objetivos de cuidados de saúde, incluindo a posição e opção sobre reanimação cardiopulmonar). Esse grupo que recebeu maior suporte espiritual de comunidades religiosas apresentou menor uso de Hospice, maior frequência de intervenção médica agressiva na última semana de vida (definida como uso de unidade de terapia intensiva, ventilação mecânica ou reanimação cardiopulmonar) e maior taxa de óbito nas unidades de terapia intensiva quando comparados aos grupos com menor suporte espiritual de comunidades religiosas.

A avaliação das variáveis de suporte espiritual pela equipe médica e as discussões sobre a fase final de vida mostraram impacto no grupo de maior suporte espiritual de comunidades religiosas, que apresentou, então, maiores cuidados em Hospice, menor uso de intervenções médicas agressivas e menor mortalidade nas unidades de terapia intensiva.

Para explicar o paradoxal impacto do suporte espiritual de comunidades religiosas, essa pesquisa aborda como hipóteses: a diferença de suporte dentro e fora do contexto de saúde e do ambiente hospitalar; a ausência de contextualização do suporte aos dados clínicos e de evolução do paciente; a não abordagem sobre o tema de finitude de vida pela comunidade; a crença em milagres e a possibilidade de uma intervenção divina; e o estímulo à perseverança e esperança pautadas na presença do sofrimento. Os autores discutem e ressaltam também que a intervenção da equipe de saúde, tanto com a abordagem sobre a fase final de vida, como com a realização de suporte espiritual, permite alteração e impacto no grupo de pacientes que contam com maior suporte religioso de suas comunidades religiosas. Cabem aqui a reflexão e a ponderação sobre a necessidade de se adequar o suporte espiritual de maneira individual, evitando-se que os instrumentos de transcendência ao serem exercitados de maneira descontextualizados sejam fonte de sofrimento ou de distanásia para os pacientes.[25]

No mesmo sentido, um estudo realizado com pacientes no início do acompanhamento (em média oito semanas após o diagnóstico), portadores de câncer de pulmão avançado, mostrou que ao serem questionados a respeito do tratamento próximo do término da vida, aqueles que apresentavam maior bem-estar espiritual se dispunham a escolher terapêuticas com mais eventos adversos. Maiores índices de bem-estar espiritual dos pacientes também foram associados a uma maior frequência de opções por medidas relacionadas à extensão do tempo de vida em detrimento da priorização do alívio de dor, e essa associação não ocorreu em função da religiosidade dos pacientes. Não houve relação entre bem-estar espiritual ou religiosidade e a preferência por reanimação cardiopulmonar. Os autores analisam sobre o impacto da religiosidade e da espiritualidade em decisões sobre o tratamento e a importância de ambas no preparo para a terminalidade, bem como o papel da manutenção da esperança de recuperação.[26]

Outro estudo mostrou a presença de maior espiritualidade entre os pacientes participantes de estudos clínicos de fase I, em estádios avançados, comparando com o grupo similar de pacientes, porém, não participantes de estudos clínicos de fase I. Os autores aqui discutem sobre o uso concomitante da ciência e da fé e medicina convencional e orações durante o tratamento, destacando o benefício do papel de enfrentamento positivo da doença através da espiritualidade.[27]

A atuação e o impacto do suporte espiritual hospitalar também são avaliados no cuidado dos pacientes. Estudo americano envolvendo dados de 3.585 hospitais correlacionou o serviço de capelania com a taxa de mortalidade intra-hospitalar e com a frequência de uso de Hospice. O resultado mostrou que a presença da capelania hospitalar está relacionada a menor taxa de morte em ambiente hospitalar, mesmo após o controle de variáveis, como presença de serviço de cuidados paliativos, região e número de leitos; a capelania também foi associada a uma maior utilização de Hospice.[28] A despeito de o estudo não estar restrito a doenças específicas como o câncer, esses dados certamente merecem reflexão e, em alguma proporção, extensão e inferência ao cuidado dos pacientes oncológicos.

Podemos refletir a partir dessas análises que a abordagem da espiritualidade, com base em anamnese espiritual e no acesso aos valores que definem e auxiliam o processo de significação contribui para o estabelecimento de um plano de tratamento adequado e digno.[29]

O câncer também apresenta impacto após a fase de tratamento e durante o seguimento para os pacientes então denominados sobreviventes. Estudo realizado com pacientes sobreviventes, após tempo médio de dois anos e meio do diagnóstico, mostrou a importância da espiritualidade para a melhora da qualidade de vida, discutindo também a interface dos aspectos existenciais para essa associação.[30] Estudo realizado em pacientes sobreviventes ao câncer de mama, após tempo também médio de dois anos do diagnóstico, mostrou relação entre a maior espiritualidade e a qualidade de vida; entretanto, a analise dos pacientes de acordo com a frequência de prática religiosa não mostrou impacto na qualidade de vida.[31] Outro estudo também revelou relação entre a maior espiritualidade e a qualidade de vida em sobreviventes, incluindo análise que mostrou associação positiva entre a espiritualidade e a relação médico-paciente.[32]

Os familiares e cuidadores também são afetados ao longo do cuidado e tratamento dos pacientes cancerígenos. Revisão publicada em 2008 mostra a variação da qualidade de vida dos cuidadores familiares ocorrida ao longo da trajetória da doença, incluindo a contribuição do domínio espiritual, e a presença de necessidades espirituais, como procura por significado e esperança – persistindo até o período pós-tratamento com os denominados sobreviventes.[33] As necessidades espirituais também foram apontadas como importantes em um estudo realizado com cuidadores de pacientes oncológicos, tanto ambulatoriais quanto em Hospice, por meio do questionário *Home Caregiver Need Survey* (HCNS).[34]

A espiritualidade também é de grande importância para a equipe de saúde em contato com os pacientes oncológicos. Um estudo correlacionou variáveis associadas a sintomas relacionados a *burnout* e concluir que os profissionais que apresentavam maior autopercepção religiosa tinham menor diminuição de empatia, despersonalização e menores exaustões emocionais em relação aos que apresentavam autopercepção não religiosa.[35]

Intervenções e práticas em espiritualidade

A espiritualidade pode ser acessada e trabalhada por meio de intervenções que podem utilizar as crenças e o suporte religioso e espiritual dos pacientes oncológicos, extra e intra-hospitalar, bem como práticas que busquem a transcendência e a significação para as experiências vivenciadas.

A própria abordagem da espiritualidade, que pode ser realizada com alguns instrumentos facilitadores como o FICA[36] e o SPIRIT,[37] também pode proporcionar aos pacientes momento e espaço que permitam reflexão sobre a sua condição. Um estudo avaliou também uma forma de abordagem sistematizada em que os médicos faziam perguntas sobre a espiritualidade dos pacientes de conformidade com a sua reação e disponibilidade, resultando em melhora para os pacientes que no início da intervenção se apresentavam com baixo bem-estar espiritual.[38]

O desenvolvimento de grupos que abordam questões de significado em forma de psicoterapia apresenta benefícios e melhora no bem-estar espiritual dos pacientes com câncer.[39,40] Outra intervenção que merece comentário é o uso de meditação com técnica de atenção plena (*mindfulness*) com impacto e melhora no enfrentamento dos pacientes,[41] podendo dessa maneira ter implicação e interface com a espiritualidade dos pacientes. Por outro lado, estudos randomizados analisados em uma revisão sistemática e metanálise com pacientes portadoras de câncer de mama não mostraram melhora de espiritualidade com o uso dessa modalidade de meditação.[42]

Os aspectos da expressão e exercício da espiritualidade são também contemplados através de iniciativas que estimulam o contato com outros instrumentos para a prática de transcendência, como as artes. O Collage é uma organização fundada, em 2006, no Centro de Medicina Integrativa do M.D. Anderson, e que oferece a oportunidade de trabalho artístico para pacientes com câncer, seus cuidadores e familiares, e para os sobreviventes.[43] O MAP Foundation foi criado, em 2002, por Michele Angelo Petrone também com o intuito de promover a expressão criativa de pacientes oncológicos, tendo como objetivo auxiliar nas necessidades emocionais e diminuir o sentimento de isolamento, permitindo auxílio para cuidadores e profissionais de saúde, além de realizar a capacitação de facilitadores para promoção dessas atividades.[44]

CONCLUSÃO

A espiritualidade é o instrumento que permite auxiliar no processo de doença do câncer, oferecendo suporte, consolação e amparo para os diversos questionamentos e reflexões que surgem. Temos também a exemplificação prática das intersecções entre saúde e espiritualidade de maneira marcante dada a urgência que o diagnóstico de câncer impõe a pacientes, familiares e cuidadores, além dos profissionais de saúde.

Essa dimensão apresenta importância e impacto na oncologia desde a avaliação de hábitos e vícios relacionados à doença, suporte para enfrentamento e relação com a qualidade de cuidado, relevância para a tomada de decisões, cuidado dos profissionais envolvidos, como na relação do paciente com a equipe de saúde.

O reconhecimento da espiritualidade na oncologia pode permitir um melhor cuidado dos pacientes de forma holística e digna, bem como de todos aqueles profissionais da saúde ou cuidadores que o cercam em sua caminhada de tratamento e acompanhamento.

REFERÊNCIAS

1. Koenig HG. Concerns About Measuring "Spirituality" in Research. 2008; 196(5):349–55.
2. Bèphage G. Promoting spiritual comfort in palliative care settings. Nurs Resid Care. 2009; 11(9):463–6.
3. Narayanasamy A. Palliative care and spirituality. Indian J Palliat Care. 2007; 13(2):32–41.
4. Puchalski CM. Integrating spirituality into patient care : an essential element of person – centered care. 2013:491–7.
5. Puchalski CM. Spirituality in the cancer trajectory. Ann Oncol. 2012; 23(suppl 3):iii49-55.
6. Park CL. Religiousness/Spirituality and Health: A Meaning Systems Perspective. 2007:319–28.
7. WHO. WHOQOL: Measuring Quality of Life [Internet]. Health statistics and information systems. 2002 [cited 2016 Nov 18]. Disponível em: http://www.who.int/healthinfo/survey/whoqol-qualityoflife/en/
8. Peteet JR, Balboni MJ. Spirituality and Religion in Oncology. 2013.
9. Koenig HG. Religion, Spirituality and Health: The Research and Clinical Implications. 2012.
10. Damiano RF, Costa LA, Viana MTSA, Moreira-Almeida A, Lucchetti ALG, Lucchetti G. Brazilian scientific articles on "Spirituality, Religion and Health." Arch Clin Psychiatry. 2016; 43(1):11–6.
11. Whitford HS, Olver IN, Peterson MJ. Spirituality as a core domain in the assessment of quality of life in oncology. 2008; 1128(march):1121–8.
12. Whitford HS, Olver IN. The multidimensionality of spiritual wellbeing : peace, meaning, and faith and their association with quality of life and coping in oncology. 2011.
13. NCCN. Panel Members Distress Management [Internet]. NCCN Guidelines Version 2.2016. National Comprehensive Cancer Network; 2017 [cited 2016 Nov 18]. Disponível em: https://www.nccn.org/professionals/physician_gls/pdf/distress.pdf

14. Cherny NI. ESMO Clinical Practice Guidelines for the management of refractory symptoms at the end of life and the use of palliative sedation. Ann Oncol. 2014; 25(Suppl 3):iii143-iii152.
15. Howell D, Currie S, Mayo S, Jones G, Boyle M, Hack T et al. A Pan-Canadian Clinical Practice Guideline: Assessment of Psychosocial Health Care Needs of the Adult Cancer Patient [Internet]. Toronto: Canadian Partnership Against Cancer (Cancer Journey Action Group) and the Canadian Association of Psychosocial Oncology. 2009:1–67. Disponível em: http://www.capo.ca/pdf/AdultAssesmentGuideline122109.pdf
16. Alcorn SR, Balboni MJ, Prigerson HG, Reynolds A, Phelps AC, Wright AA et al. "'If God Wanted Me Yesterday, I Wouldn' t Be Here Today"': Religious and Spiritual Themes in Patients Experiences of cancer. J Palliat Med. 2010; 13(5):581–8.
17. Pearce MJ, Coan AD, Herndon II JE, Koenig HG, Abernethy AP. Unmet spiritual care needs impact emotional and spiritual well-being in advancer care patients. Support Care Cancer. 2012; 20:2269–76.
18. Winkelman WD, Lauderdale K, Balboni MJ, Phelps AC, Peteet JR, Block SD et al. The relationship of spiritual concerns to the quality of life of advancer cancer patients: preliminary findings. J Palliat Med. 2011; 14(9):1022–8.
19. Moreno PI, Stanton AL. Personal growth during the experience of advanced cancer. Cancer J 2013; 19(5):421–30.
20. Camargos MG De, Paiva CE, Carneseca EC. Understanding the differences between oncology patients and oncology health professionals concerning spirituality/religiosity: a cross-sectional study. Med. 2015; 94(47):1–15.
21. Astrow AB, Wexler A, Teixeira K, He MK, Sulmasy DP. Is failure to meet spiritual needs associated with cancer patients' perceptions of quality of care and their satisfaction with care? J Clin Oncol. 2007; 25(36):5753–7.
22. Phelps AC, Lauderdale KE, Alcorn S, Dillinger J, Balboni MT, Wert M Van et al. Addressing spirituality within the care of patients at the end of life: perspectives of patients with advanced cancer, oncologists and oncology nurses. J Clin Oncol. 2012; 30(20):2538–44.
23. Verhoef MJ, White MA. Factors in making the decision to forgo conventional cancer treatment. Cancer Pr. 2002; 10(4):201–7.
24. Patterson RE, Neuhouser ML, Hedderson MM, Schwartz SM, Standish LJ, Bowen DJ et al. Types of Alternative Medicine Used by Patients with Breast, Colon, or Prostate Cancer: Predictors, Motives, and Costs. J Altern Complement Med. 2002; 8(4):477–85.
25. Balboni TA, Balboni MJ, Enzinger AC, Gallivan K, Paulk ME, Wright AA et al. Provision of Spiritual Support to Patients with advanced cancer by religious communities and associations with medical care at the end of life. JAMA Inter Med. 2013; 173(12):1109–17.
26. Kypriotakis G, Francis LE, Toole EO, Towe TP, Rose JH. Preferences for aggressive care in underserved populations with advanced-stage lung cancer : looking beyond race and resuscitation. Support Care Cancer. 2014; 22(5):1251–9.
27. Daugherty C, Fitchett G, Murphy P, Peterman A, Banik D, Hlubocky F et al. Trusting God and medicine: spirituality in advanced câncer patients volunteering for clinical trials of experimental agents. Psychooncology. 2005; 14(2):135–46.

28. Flannelly KJ, Emanuel LL, Handzo GF, Galek K, Silton NR, Carlson M. A national study of chaplaincy services and end-of-life outcomes. BMC Palliat Care [Internet]. 2012; 11(10):1–6.
29. Sulmasy DP. Spiritual issues in the care of dying patients "it's okay between me and God." JAMA. 2006; 296(11):1385–93.
30. Edmondson D, Park CL, Blank TO, Fenster JR, Mills MA. Deconstructing spiritual well-being : existential well-being and HRQOL in cancer survivors. Psychooncology. 2008; 17:161–9.
31. Purnell JQ, Andersen BL, Wilmot JP. Religious practice and spirituality in the psychological adjustment of survivors of breast cancer. Couns Values. 2009; 53(3):1–16.
32. Wildes KA, Miller AR, Majors SSM de, Ramirez AG. The Religiosity/Spirituality of Latina Breast Cancer Survivors and Influence on Health-Related Quality of Life. Psychooncology. 2009; 18(8):831–40.
33. Kim Y, Given BA. Quality of life of family caregivers of cancer survivors: across the trajectory of the illness. Cancer. 2008; 112(Suppl 11):2556–68.
34. Harrigton V, Lackey N, MF G. Needs of caregivers of clinic and hospice cancer patients. Cancer Nurs. 1996; 19(2):118–25.
35. Kash KM, Holland JC, Breitbart W, Berenson S, Dougherty J, Ouellette-kobasa S, et al. Stress and Burnout in Oncology. Oncology [Internet]. 2000; 14(11):1621–33. Disponível em: http://www.cancernetwork.com/oncology-journal/stress-and-burnout-oncology-1
36. Puchalski CM. Spirituality and Health : The Art of Compassionate Medicine. Hosp Physician. 2001; 37(3):30–6.
37. Maugans T. The SPIRITual history. Arch Farm Med. 1996; 5(1):11–6.
38. Kristeller J, Rhodes M, Cripe LVS. Oncologist assisted spiritual intervention study (OASIS): patient acceptability and initial evidence of effects. Int J Psychiatry Med. 2005; 35(4):329–47.
39. Moncayo FLG, Breitbart W. Pscioterapia centrada en el sentido: "vivir con sentido." Psicooncología. 2013; 10(2–3):233–45.
40. Breitbart W, Rosenfeld B, Pessin H, Applebaum A, Kulikowski J, Breitbart W et al. Meaning-centered group psychotherapy: na effective intervention for improving psychological well-being in patients with advanced cancer. J Clin Oncol. 2015; 33(7):749–54.
41. Ott MJ, Norris RL, Bauer-wu SM. Mindfulness Meditation for Oncology Patients: A Discussion and Critical Review. Integr Cancer Ther. 2006; 5(2):98–108.
42. Cramer H, Lauche R, Paul A, Dobos G. Mindfulness-based stress reduction for breast cancer — a systematic review and meta-analysis. Curr Oncol. 2012; 19(5):e343–52.
43. COLLAGE: The Art for Cancer Network [Internet]. [cited 2016 Nov 18]. Disponível em: www.collageartforcancer.org
44. MAP Foundation [Internet]. [cited 2016 Nov 18]. Disponível em: http://www.mapfoundationcm.org/eng/

Capítulo 3

O impacto da espiritualidade sobre a qualidade de vida de pacientes oncológicos

Diego de Araujo Toloi

INTRODUÇÃO E CONCEITOS

O conceito de qualidade de vida e a sua mensuração passaram a ser discutidos principalmente nessas últimas décadas. Ao serem tratadas as características individuais e subjetivas, questiona-se sobre a melhor maneira de realizar as suas medidas e quais os domínios mais apropriados para serem acessados.[1]

Os desenvolvimentos relacionados à avaliação da qualidade de vida ocorreram principalmente a partir dos anos 1980 por meio de iniciativas da Organização Europeia para Pesquisa e Tratamento de Câncer (EORTC)[2] e pela organização da Avaliação Funcional da Terapia de Doenças Crônicas (FACIT).[3] A Organização Mundial da Saúde (OMS) define a qualidade de vida a partir de uma percepção multidimensional envolvendo os aspectos físico, psicológico, funcional, social, ambiental e espiritual.[4] Vale ressaltar a presença da dimensão espiritual no conceito de qualidade de vida.

A espiritualidade passa também por discussão na literatura com dúvidas similares às da qualidade de vida. Trata-se de um conceito subjetivo de caráter individual e também em que se considera a possibilidade de se tratar de variável idiossincrática. As características comumente utilizadas na descrição da espiritualidade envolvem:

- A relação com algo além do físico, psicológico e social.
- A associação com a procura por significado e propósito.

- O reconhecimento de ser composta por experiências subjetivas.
- A diferença entre espiritualidade e religião – sendo esta um dos possíveis meios para a prática daquela.[1]

O primeiro questionário a incluir aspectos relacionados à espiritualidade foi o Questionário de Qualidade de Vida McGill. Em seu desenvolvimento é contemplada a preocupação por uma abordagem que possa avaliar as condições ameaçadoras à vida, como a dos pacientes oncológicos. Encontramos nesse questionário sentenças relacionadas ao bem-estar existencial, incluindo temas como o sentido e o controle da vida, o sentimento enquanto pessoa e em relação ao viver.[5,6]

A espiritualidade pode ser medida por meio de instrumentos, como os questionários, que acessam diferentes conceitos: espiritualidade em um sentido geral e em categorias mais específicas, como bem-estar espiritual, enfrentamento espiritual e necessidades espirituais. Esses instrumentos também podem ser classificados do ponto de vista funcional tendo em vista a expressão da espiritualidade que está sendo acessada: cognitiva (atitudes e crenças), comportamental (prática de espiritualidade e frequência) e afetiva (sentimentos associados ao estado espiritual). Uma revisão sistemática, publicada em 2011 identificou a existência de 35 instrumentos validados para a avaliação da espiritualidade.[7]

É importante reconhecer também a complexidade da aferição da espiritualidade em comparação com outros parâmetros comumente medidos pelos instrumentos de qualidade de vida. Por exemplo: a utilização de um instrumento que avalie o domínio de bem-estar físico pode permitir inferências sobre a demanda de aspectos físicos. Já no caso da espiritualidade, o bem-estar espiritual não necessariamente abrange as necessidades espirituais de um determinado indivíduo no momento específico de sua vida.[1]

Os pacientes com câncer em suas diversas etapas – diagnóstico, tratamento, sobrevivência, recorrência e terminalidade – trazem questões e reflexões sobre significado, propósito, esperança e realização. Dessa maneira, é de reconhecer a importância da detecção de necessidades espirituais e estresse espiritual, bem como a apropriada intervenção e acompanhamento, para um cuidado integral, resultando em melhor qualidade de vida.[8]

CÂNCER E QUALIDADE DE VIDA

Em oncologia, frequentemente, o objetivo do tratamento é oferecer ao paciente maior tempo de vida e/ou melhor qualidade de vida, sendo essa reflexão presente tanto da parte dos pacientes como dos profissionais de saúde.[9] Essa qualidade é também um dos parâmetros que pode ser avaliado em estudos para a aprovação de novos medicamentos.[10]

A qualidade de vida é composta por domínios que evoluem de forma dinâmica ao longo da trajetória do câncer. Um estudo longitudinal feito em pacientes com câncer de pulmão avançado, submetidos a entrevistas e análise qualitativa dos dados, mostrou a variação de estresse e de bem-estar em diferentes momentos da evolução da doença, com os domínios físico e social apresentando tendência de piora durante a progressão desse mal. Os domínios social, psicológico e espiritual apresentaram flutuações importantes entre bem-estar e estresse em quatro momentos: diagnóstico do câncer, alta para o domicílio após a realização de tratamento, progressão de doença e fase terminal. Uma observação que merece destaque é a fase terminal em que alguns pacientes apresentaram melhora do bem-estar espiritual a partir de uma postura de enfrentamento, revisão de vida, crença e aceitação.[11]

Sendo a qualidade de vida o resultado dos diversos domínios que se somam, todos eles merecem avaliação impecável, e o domínio espiritual possui evidência de possibilidade de melhora, mesmo nos momentos de fase terminal, contribuindo para a qualidade de vida global do paciente. Além disso, o domínio espiritual é reconhecido em definição da qualidade de vida, merecendo, portanto, atenção e cuidado quando nos propomos a discutir, avaliar e promover abordagens e tratamentos que visam à qualidade de vida dos pacientes com câncer.

ESPIRITUALIDADE E A QUALIDADE DE VIDA EM ONCOLOGIA

A espiritualidade possui interface com os outros domínios que compõem a qualidade de vida (físico, psicológico, funcional, social e ambiental), e geralmente a maior espiritualidade tende a contribuir de maneira benéfica para os demais aspectos.

Com relação ao domínio físico, a espiritualidade pode influenciar no enfrentamento de sintomas, mas essa influência está sujeita a variações culturais no que se refere ao significado do sofrimento e resiliência. Por exemplo: um estudo realizado com pacientes muçulmanos em tratamento oncológico mostrou correlação negativa entre bem-estar físico e bem-estar espiritual para pacientes do sexo masculino em estádio avançado.[12] Uma explicação possível para esse resultado é a crença de que o sofrimento sirva como teste com o propósito de confirmar o estado espiritual para o muçulmano.[13] Por sua vez, um estudo norte-americano envolvendo pacientes com câncer de próstata metastático mostrou que os pacienetes com maior bem-estar espiritual apresentavam menor sintoma de dor em comparação ao grupo de menor bem-estar espiritual.[14]

Já um estudo australiano realizado com pacientes acometidos da doença em diversos estágios mostrou que as questões de significado e paz em relação à espiritualidade não eram diferentes para pacientes que apresentavam níveis de dor distintos, porém, a presença de altos níveis de significado e paz permitia aos pacientes melhor aproveitamento da vida, independentemente da intensidade dos sintomas de dor.[15] Assim, podemos inferir que existe relação entre a espiritualidade e o bem-estar físico dos pacientes, mas não necessariamente apresentam associação direta ou uniforme, sendo necessários mais estudos nessa área para melhor compreensão e intervenção terapêutica.

No domínio psicológico e emocional há uma importante discussão sobre a possibilidade de sobreposição com componentes da espiritualidade. A espiritualidade envolve questões que podem apresentar proximidade com traços de comportamento, de personalidade e de saúde mental, como otimismo, perdão, gratidão, paz e harmonia. Dessa maneira, é importante que instrumentos próprios de espiritualidade sejam utilizados em sua avaliação, levando-se também em conta a individualidade de crenças e práticas, e que se tenha cuidado com os construtos de espiritualidade que incluam indicadores psicológicos positivos de enfrentamento e que possam, assim, contaminar a mensuração da espiritualidade *per si* ao agregar fatores dependentes da saúde mental do indivíduo.[16] Uma revisão sistemática de 2015, contendo em sua maioria pacientes oncológicos, evidenciou que os componentes de significados e paz do construto espiritualidade são os mais associados ao bem-estar mental e emocional.[17]

A relação entre domínio psicológico e emocional e a espiritualidade pode ser vista durante toda a história natural da doença, desde o diagnóstico e o começo do tratamento, em fases avançadas, até durante o seguimento após o tratamento. Um estudo australiano com 999 pacientes recém-diagnosticados com câncer mostrou que a dimensão relacionada à paz do bem-estar espiritual apresentou associação com o domínio emocional da qualidade de vida.[18] E em cenário avançado, um estudo conduzido em Roterdã, também relacionou as questões emocionais com o sentido de paz e significado dos pacientes com câncer. As principais questões emocionais apontadas pelos pacientes foram ansiedade em relação à metástase, imprevisibilidade do futuro e ansiedade em relação ao sofrimento físico.[19] A relação positiva entre o bem-estar existencial (significado e paz) e o domínio psicológico da qualidade de vida também foi mostrada em um estudo norte-americano com 237 pacientes sobreviventes de câncer.[20]

Com relação ao domínio de independência e funcionalidade há poucos dados específicos de análise em literatura de comparação direta com a espiritualidade. Algumas técnicas utilizadas em práticas de meditação podem promover melhoria do domínio de qualidade de vida funcional e também podem contribuir para a espiritualidade principalmente por meio da promoção de sentimentos de paz e conexão que permitam a busca por significado.[21] Um estudo com uso de ioga em pacientes em tratamento quimioterápico mostrou impacto no controle de sintomas e melhora em qualidade de vida.[22] Outro estudo realizado em mulheres com câncer de mama metastático, submetidas a um programa de treinamento de prática de ioga por oito semanas, também mostrou resultados similares, incluindo melhora de aceitação.[23]

Pode-se em tão refletir que talvez o exercício de transcendência permita retomar o senso de individualidade em um contexto em que muitas vezes o paciente se depara com alterações, limitações ou restrições físicas que se impactariam diretamente nessa possibilidade de conexão, e portanto, de busca por sentido. Vale ressaltar que se deve considerar também que essas práticas podem proporcionar um contato com aquilo que traz significado à vida de um indivíduo, promovendo a interação com o sagrado e a possibilidade de reconexão e, assim, a pessoa pode exercer a sua espiritualidade de maneira independente de questões físicas, como, por exemplo, as que dependam de mobilidade ou de deslocamento físico. Dessa maneira, a prática de espiritualidade torna o indivíduo funcionalmente competente e independente dentro do seu espaço de conexão com as suas crenças e práticas. Outro aspecto relevante nas práticas que envolvem a respiração é a possibilidade de propor ao paciente com câncer a percepção de retomada de controle em algum grau sobre o seu próprio organismo, ainda que restrito à movimentação de inspiração e expiração, mas de valor considerável a depender da própria limitação física que a doença ou o tratamento imponham.

Com relação ao domínio social e ambiental, a qualidade de vida é contemplada na relação, na comunicação e na proximidade com familiares e amigos, e em relação à interferência nas atividades sociais. A espiritualidade, ao ser exercida em grupos ou comunidades, está diretamente associada ao domínio social, sendo a prática comum entre amigos ou familiares uma fonte de relação harmoniosa, além de promover suporte ao indivíduo em sua busca por significado. Por exemplo:

um estudo norte-americano randomizado em pacientes portadoras de câncer de mama para receberem a prática de ioga mostrou que esse grupo apresentou melhora de bem-estar espiritual e melhora de bem-estar social em relação ao grupo que não realizava a prática.[24] Outro aspecto relevante é o fato de as comunidades religiosas também exercerem, em sua maioria, papel direto no suporte ao tratamento dos pacientes por meio de auxílios e benefícios, além do próprio acolhimento e ajuda para enfrentamento, que são inerentes à convivência nesses grupos.

Com relação à segmentação comum da espiritualidade em fé, paz e significado, é interessante o resultado da revisão sistemática de Bai e cols., que avaliou estudos com análise de espiritualidade e qualidade de vida, sendo em sua maioria estudos exclusivamente com pacientes com câncer. Nessa revisão com 36 estudos, foi reportado, em boa parte deles, que não houve associação entre o fator fé da espiritualidade com a qualidade de vida. Os autores discutem que uma possível explicação para esse achado particular pode ser relacionado ao significado distinto que a fé representa em grupos religiosos e etnias diferentes.[17] Desse modo, os componentes de significado e paz, variáveis que não são intrinsecamente ligadas à religião, mostram-se provavelmente mais importantes para o entendimento da relação positiva existente entre espiritualidade e qualidade de vida para os pacientes com câncer.

Outra população que merece melhor avaliação e cuidado são os familiares e cuidadores. Em um estudo em pacientes com câncer de ovário avaliou-se a relação entre os domínios de qualidade de vida das pacientes em relação a seus pares, mostrando, que o bem-estar emocional das pacientes, apesar de afetado durante boa parte do tratamento, era relativamente estável nos seus parceiros até o terceiro ano. Em contrapartida, o bem-estar espiritual das pacientes se mostrou alto durante todo o acompanhamento e oscilou nos parceiros, sendo maior, principalmente, no início do acompanhamento e no término do tratamento.[25] Discutir o impacto do câncer nos relacionamentos dos pacientes, bem como a prática comum ou não de espiritualidade com aqueles que lhes são mais próximos, pode ser uma via para melhor cuidado tanto dos pacientes quanto de seus familiares.

Com relação aos profissionais de saúde, um estudo de avaliação de *burnout* e estresse mostrou que os que apresentavam maior autopercepção religiosa reuniam menores níveis de *burnout*.[26] A presença de espiritualidade também pode ser fonte de significado que ofereça suporte em uma prática diária de contato com doenças, como o câncer, as quais remetem às questões de finitude a todo o momento. A espiritualidade, além disso, pode promover conforto em situações de estresse da prática clínica e oferecer acolhimento que evite a exaustão e o esgotamento físico e emocional.

ANÁLISE DA ESPIRITUALIDADE E QUALIDADE DE VIDA EM SUBGRUPOS ESPECÍFICOS

Uma revisão sistemática realizada em nosso grupo no ICESP com 45 estudos que avaliaram a relação entre espiritualidade e qualidade de vida em oncologia mostrou que a maior espiritualidade em 82,2% deles estava associada a melhor qualidade de vida. Considerando-se que o câncer é uma doença de apresentação e evolução heterogênea, e que o caráter da espiritualidade é subjetivo e individual, realizamos análises para melhor entendimento da relação entre espiritualidade e qualidade de vida em alguns subgrupos específicos.[27]

Com relação a gênero, observa-se que as pacientes apresentam maior bem-estar espiritual; entretanto, essa análise foi realizada em apenas nove desses estudos. Com relação ao tipo de câncer, apenas três deles realizaram análise por subgrupo, cabendo ressaltar que 17 envolviam somente pacientes com câncer de mama. Provavelmente, a seleção por neoplasias específicas pode ser uma possível estratégia para melhorar a qualidade de futuras avaliações entre qualidade de vida e espiritualidade, uma vez que os sintomas, as restrições e os tratamentos distintos entre tipos de câncer diferentes possam impactar-se, também de maneira diversa, nessa relação.[27]

Outra avaliação interessante é a da análise segundo a intenção do tratamento empregado, feita em dois estudos. Um deles longitudinal com pacientes em radioterapia não mostrou diferença entre a associação de espiritualidade e qualidade de vida em função da intenção do tratamento, se curativo ou paliativo. O outro estudo, transversal, com pacientes portadores de câncer de próstata, mostrou também que não havia diferença em relação à espiritualidade entre o grupo de pacientes com intenção curativa e paliativa, apesar da diferença de qualidade de vida, que era pior para os pacientes em tratamento com intenção não curativa.[27]

A avaliação por prática de espiritualidade foi feita em oito estudos. Em cinco deles, o tipo de prática religiosa não interferiu na qualidade de vida; em dois houve associação positiva entre melhor enfrentamento religioso e melhor qualidade de vida; e em um, longitudinal e de intervenção com prática com enfoque em espiritualidade, mostrou-se melhora na qualidade de vida.[27]

É de considerar que pela diversidade de neoplasias e com o conceito de espiritualidade individual e subjetivo há ainda a necessidade de pormenorizar a relação entre a qualidade de vida e a espiritualidade, selecionando tipos de neoplasias e momentos específicos de acompanhamento e tratamento, e, assim, distinguindo e valorizando cuidadosamente cada etapa da evolução natural da doença por indivíduo.

INTERVENÇÕES EM ESPIRITUALIDADE E QUALIDADE DE VIDA EM ONCOLOGIA

A melhoria da espiritualidade dos pacientes com câncer pode, como exposto, ressoar nos demais domínios que compõem a qualidade de vida e, assim, impactar-se na qualidade de vida global.

Um estudo iraniano randomizado com pacientes portadoras de câncer de mama propôs seis sessões semanais em que foram abordados temas de espiritualidade, práticas de meditação e relaxamento, reflexão e distinção dos aspectos que são de controle individual daqueles que estariam sob o controle de Deus, exploração de sentimentos despertados pelo adoecimento, reavaliação de relacionamentos (consigo próprio, com os outros e com Deus) e uma intervenção denominada terapia da prece. O grupo que recebeu essa intervenção apresentou como resultado a melhora do bem-estar espiritual e a melhora da qualidade de vida.[28]

Outro estudo norte-americano com intervenção foi realizado também em pacientes com câncer de mama, de modo randomizado, por meio de um programa de 12 semanas. O programa envolveu o trabalho de questões psicológicas e espirituais em dois encontros semanais englobando desde práticas meditativas, trabalhos com artes, até exploração de questões, como raiva, perdão, compaixão e terminalidade. Ao final do estudo, o grupo que recebeu a intervenção com esse programa apresentou melhora de qualidade vida.[29]

Uma outra intervenção com base em psicoterapia foi avaliada em um estudo norte-americano com 253 pacientes com câncer avançado. A estratégia consistia em oito reuniões de logoterapia, promovendo o desenvolvimento e o aumento do significado da vida dos pacientes frente à doença oncológica. O resultado evidenciou uma melhora tanto do bem-estar espiritual quanto da qualidade de vida em relação ao grupo sem a intervenção.[30]

CONCLUSÃO

A espiritualidade, de maneira similar à qualidade de vida, gradativamente passa a ser alvo de maior preocupação, ganhando espaço e ampliando a discussão no que se refere à sua melhor forma de abordagem, de mensuração e de intervenção.

A associação existente entre espiritualidade e qualidade de vida é explicada tanto pelo fato de a espiritualidade constituir um domínio dentro do conceito de qualidade de vida global, como pela interação que apresenta com os demais domínios que compõem a qualidade de vida.

Portanto, a abordagem da espiritualidade, ao promover uma mudança do estado espiritual atual dos pacientes com câncer, permite uma melhora do bem-estar espiritual, paliação e atenuação de estresse espiritual, além da satisfação das necessidades espirituais, podendo permitir melhor qualidade de vida.

REFERÊNCIAS

1. Vivat B. Quality of life. In: Cobb M, Puchalski CM, Rumbold B (eds.). Oxford Textbook of Spirituality in Healthcare. New York: Oxford University Press. 2012:341–6.
2. EORTC. European Organisation for Research and Treatment of Cancer [Internet]. [cited 2016 Nov 19]. Disponível em: http://www.eortc.org/
3. FACIT. Functional Assessment of Chronic Illness Therapy [Internet]. [cited 2016 Nov 19]. Disponível em: http://www.facit.org/
4. WHO. WHOQOL: Measuring Quality of Life [Internet]. Health statistics and information systems. 2002 [cited 2016 Nov 18]. Disponível em: http://www.who.int/healthinfo/survey/whoqol-qualityoflife/en/
5. Cohen SR, Mount BM, Strobel MG, Bui F. The McGill Quality of Life Questionnaire: a measure of quality of life appropriate for people with advanced disease. A preliminary study of validity and acceptability. Palliat Med. 1995; 9:207–19.
6. Cohen R, Mount BM, Tomas JJN, Mount LF. Existential Well-Being Is an Important Determinant of Quality of Life. Cancer. 1996; 77(3):576–86.
7. Monod S, Brennan M, Rochat E, Martin E, Rochat S, Clinepi MM et al. Instruments Measuring Spirituality in Clinical Research : A Systematic Review. J Gen Intern Med. 2011; 26(11):1345–57.
8. Puchalski CM. Spirituality in the cancer trajectory. Ann Oncol. 2012;23(Suppl 3):iii49-55.
9. Toloi DDA, Critchi G, Mangabeira A, Matsushita F, Riechelmann RP, Hoff PM et al. Living better or living longer ? Perceptions of patients and health care professionals in oncology. Ecancermedicalscience [Internet]. 2015;9:574. Disponível em: https://www.ncbi.nlm.nih.gov/pmc/articles/PMC4583241/pdf/can-9-574.pdf
10. Booth CM, Tannock I. Reflections on Medical Oncology: 25 Years of Clinical Trials — Where Have We Come and Where Are We Going ? J Clin Oncol. 2008; 26(1):6–8.
11. Murray SA, Kendall M, Grant E, Boyd K, Barclay S, Sheikh A. Patterns of Social, Psychological, and Spiritual Decline Toward the End of Life in Lung Cancer and Heart Failure. 2007; 34(4):393–402.

12. Lazenby M, Khatib J. Associations among patient characteristics, health--related quality of life, and spiritual well-being among Arab Muslim cancer patients. J Palliat Med. 2012; 15(12):1321–4.
13. Sachedina A. End-of-life : the Islamic view. Lancet. 2005; 366:774–9.
14. Zavala MW, Maliski SL, Kwan L, Fink A, Litwin MS. Spirituality and quality of life in low-income men with metastatic prostate cancer. Psychooncology. 2009; 18:753–61.
15. Whitford HS, Olver IN, Peterson MJ. Spirituality as a core domain in the assessment of quality of life in oncology. Psychooncology. 2008; 17(11):1121–8.
16. Koenig HG. Concerns About Measuring "Spirituality" in Research. 2008; 196(5):349–55.
17. Bai M, Lazenby M. A systematic review of associations between spiritual well--being and quality of life at the scale and factor levels in studies among patients with cancer. J Palliat Med. 2015; 18(3):286–98.
18. Whitford HS, Olver IN. The multidimensionality of spiritual wellbeing: peace, meaning, and faith and their association with quality of life and coping in oncology. Psychooncology. 2012; 21(6):602–10.
19. Voogt E, Heide A Van Der, Leeuwen A Van, Visser A, Cleiren M, Passchier J et al. Positive and negative affect after diagnosis of advanced cancer. Psychooncology. 2005; 14(4):262–73.
20. Edmondson D, Park CL, Blank TO, Fenster JR, Mills MA. Deconstructing spiritual well-being: existential well-being and HRQOL in cancer survivors. Psychooncology. 2008; 17(2):161–9.
21. Carlson LE, Tamagawa R, Stephen J, Drysdale E, Zhong L, Speca M. Randomized-controlled trial of mindfulness-based cancer recovery versus supportive expressive group therapy among distressed breast cancer survivors (MINDSET): long-term follow-up results. Psychooncology. 2016; 25(7):750–9.
22. Miaskowski C, Abrams D, Cooper B, Goodman S, Hecht FM. Yoga Breathing for Cancer Chemotherapy – Associated Symptoms and Quality of Life: Results of a Pilot Randomized Controlled Trial. J Altern Complement Med. 2012; 18(5):473–9.
23. Carson JW, Carson KM, Porter LS, Keefe FJ, Shaw H, Miller JM. Yoga for Women with Metastatic Breast Cancer : Results from a Pilot Study. J Pain Symptom Manag. 2007;33(3):331–41.
24. Moadel AB, Shah C, Wylie-Rosett J, Harris MS, Patel SR, Hall CB et al. Randomized Controlled Trial of Yoga Among a Multiethnic Sample of Breast Cancer Patients: Effects on Quality of Life. J Clin Oncol. 2007; 25(28):4387–95.
25. Frost MH, Johnson ME, Atherton PJ, Petersen WO, Dose AM, Kasner MJ et al. Spiritual Well-Being and Quality of Life of Women with Ovarian Cancer and Their Spouses. J Support Oncol [Internet]. 2012; 10(2):72–80. Available from: http://dx.doi.org/10.1016/j.suponc.2011.09.001
26. Kash KM, Holland JC, Breitbart W, Berenson S, Dougherty J, Ouellette-kobasa S et al. Stress and Burnout in Oncology. Oncology [Internet]. 2000;14(11):1621–33. Disponível em: http://www.cancernetwork.com/oncology-journal/stress--and-burnout-oncology-1
27. Toloi D, Pereira F, Riechelmann R. Spirituality and Quality of Life in Oncology: a systematic review. No prelo.

28. Jafari N, Farajzadegan Z, Zamani A, Bahrami F, Emami H, Loghmani A, et al. Spiritual Therapy to Improve the Spiritual Well-Being of Iranian Women with Breast Cancer: A Randomized Controlled Trial. Evid Based Complement Altern Med. 2013;2013:353262.
29. Targ EF, DM, Levine EG, Ph D, H MP. The efficacy of a mind-body-spirit group for women with breast cancer: a randomized controlled trial. Gen Hosp Psychiatry. 2002;24:238–48.
30. Breitbart W, Rosenfeld B, Pessin H, Applebaum A, Kulikowski J, Breitbart W, et al. Meaning-centered group psychotherapy: an effective intervention for improving psychological well-being in patients with advanced cancer. J Clin Oncol. 2015; 33(7):749–54.

Capítulo 4

A espiritualidade no adoecimento e na terminalidade

Gilberto Safra

CONCEITUAÇÃO

É importante podermos abordar a questão do adoecimento e da espiritualidade desde que voltemos nossa atenção para aquele lugar que o adoecer tem na sua condição humana. O adoecer acontece como evento que coloca o ser humano diante da sua precariedade e que lhe indaga sobre o sentido que outorga à sua existência.

Ao concebermos esse adoecer sob essa perspectiva, reconhecemos que a corporeidade está além de sua funcionalidade, pois constituída como campo de memórias, de significados e de sentidos. O corpo se apresenta como biografia encarnada.

No mundo contemporâneo, graças ao desenvolvimento tecnológico decorrente do progresso da ciência, houve uma série de avanços que possibilitou o tratamento do ser humano e de seu adoecer. O resultado foi uma melhora da qualidade de vida e uma ampliação do tempo de vida do indivíduo. No entanto, é também necessário que se possa perceber que, ao lado dessa conquista, há uma questão que a acompanha e que nos auxilia a considerar o campo da saúde física e mental de modo significativo.

Na atualidade, compreendemos a saúde como "bem-estar" e como superação da sintomatologia do paciente, concepção essa em que se deseja superar a morte e o sofrimento da pessoa. Trata-se de um olhar sobre a saúde física e mental que, de certa forma, obscurece as questões fundamentais da condição do humano. Outro vértice seria compreender a saúde como cuidado, no qual se estabelece o acolhimento do destino do paciente. Transformar o sofrimento em simples objeto de estudo a ser dominado por uma técnica é perder o significado biográfico desse padecimento.

Essa questão nos leva a focalizar a própria condição humana e compreendê-la em sua instabilidade e precariedade, na qual a dor e o sofrimento têm, também, o seu lugar na constituição de um percurso pessoal e na realização do sentido de si mesmo. O ser humano sem acesso aos sentidos presentes em sua dor e em seu sofrimento perde dimensões significativas do viver.

No padecimento, tanto psíquico quanto físico, desvelam-se para a pessoa algumas das questões mais fundamentais da nossa existência. O sofrimento reorienta o indivíduo em direção ao próprio *ethos*, visto aqui no sentido de "morada humana". É frequente observarmos como após um período de adoecimento o paciente redireciona sua vida de modo que possa contemplar mais profundamente os valores que lhe são caros.

Quando se acompanha uma pessoa por longo período, apresenta-se a oportunidade de observar como o adoecimento de alguém é, frequentemente, a cristalização de uma esperança, constituindo um sentido existencial que necessita ser compreendido pelo paciente.

Diante de seu adoecimento, a pessoa, muitas vezes, anseia por alcançar experiências que ainda não haviam se realizado em sua vida para que, assim, o seu modo de ser possa ser mais bem constituído. Se simplesmente abordarmos esse adoecer tentando superá-lo, sem nos determos na esperança e no sentido que ele apresenta, perdemos de vista a sua singularidade que precisa de nossa ajuda e que, em sofrimento, guarda em sua dor toda a sua história com realizações e impasses. O sofrimento é um encontro entre a experiência do passado e o anseio em direção ao futuro.[1]

Assim sendo, quando alguém nos fala de seu sofrimento, é o momento para nos posicionar para uma interlocução, a fim de auxiliá-lo a atravessar o padecimento e para que essa experiência possa trazer um enriquecimento de si mesmo, de sua capacidade de viver e morrer. Sim, pois embora o corpo se encaminhe para a morte há a necessidade de que a pessoa alcance a possibilidade de vir a morrer, uma vez assistida pela presença do outro, e também encontrando um sentido existencial para esse gesto de morrer. Sem isso, a morte viria a ser agonia.

Torna-se fundamental em nosso trabalho nos colocarmos ao lado da pessoa que sofre, como testemunho daquilo que se revela em seu padecimento. O rosto do outro permite que a dor vivida possa ser inserida em uma história, tornando-a passível de ser narrada. Desse modo, a dor testemunhada na história pessoal, por meio do narrar, encarna-se como experiência de dignidade. Em 2006 afirmei:[1]

> A narrativa possibilita também o acesso a uma dimensão fundamental da clínica, poucas vezes reconhecida pelos analistas e terapeutas como elemento importante na sanidade do ser humano: o **perdão**. Não há devir possível, não há percurso possível sem o perdão. O perdão é essa possibilidade que a pessoa tem de, em determinado momento de seu caminho, olhar para a sua história e, na visão dos encontros e desencontros vividos por ela, vir a dizer: perdoo! Se isso não acontece, não há possibilidade de um caminhar. A narrativa possibilita o perdão, pois sempre há nela um conflito, uma questão que precisa vir a ser superada e que ela coloca em devir. O *vir a ser* que surge com a possibilidade de alcançar o fim e de se caminhar em direção à morte implica o perdão.[1]

O percurso pela vida nos afeta. As dificuldades da vida e as suas celebrações nos colocam em posições que nos possibilitam alegrias e sofrimentos. Em meio a esse percurso, eventualmente, adoecemos. Esse é o caminho que nos irmana à experiência de todos os outros seres humanos. O indivíduo encontra em sua história rupturas que acontecem em suas necessidades mais fundamentais, tais como a necessidade do outro, de comunicação, do olhar do outro, do encontro de um lugar no mundo, da realização de uma contribuição para o mundo. Essas são necessidades humanas e, por vezes, o indivíduo não pôde encontrar a possibilidade de experimentar qualquer uma delas, o que vem provocar fratura no sentido de si mesma.

No caminho existencial, muitas vezes o sofrimento humano acontece como aflição decorrente do fato de serem encontradas situações de vida que são anti-humanas, como, por exemplo, as temporalidades que não ressonam com o ritmo da corporeidade humana. Na atualidade, encontram-se relações humanas não mediadas por códigos humanos, mas por códigos digitais. Esse fenômeno acarreta um tipo de sofrimento que estilhaça o *ethos*.

Outro fenômeno que encontramos com frequência é aquele em que o bebê encontra a mãe que lhe oferece um cuidado técnico pouco orientado pela capacidade de compreender as necessidades subjetivas. Revela-se, nesses casos, a importância da corporeidade do bebê que lhe dá a possibilidade de reconhecer ou não o que de alguma forma está aparentado à sua corporeidade, lugar das primeiras experiências de si. O cuidado técnico têm organizações rítmicas, estéticas, que nada têm a ver com a corporeidade humana.

No mundo contemporâneo há frequentemente um tipo de *maternagem* que não se funda no contato do humano, da mãe com o seu bebê, assenta-se em técnicas abstraídas da experiência humana, nas quais a rapidez, o conforto e as concepções da moda têm primazia. A partir da década de 1950, Winnicott, em seus artigos, revelava suas preocupações com o excesso de interferência dos pediatras e enfermeiras na relação mãe-bebê. Naquele momento, havia uma tecnização do cuidado com o bebê, o que levou Winnicott, durante muitos anos, a reafirmar que a mãe tinha um saber tácito sobre o cuidado necessitado. Daquela época até os dias de hoje ocorreu um incremento da interferência da técnica nessa relação.

Essa mesma perspectiva afeta, com frequência, o profissional em ambiente hospitalar, pois na busca da perícia técnica que auxilie o cuidar do padecimento do paciente fica perdido o espaço da interlocução ou mesmo do acolhimento da narrativa que o paciente realiza de sua dor e de sua história. Diante do sofrimento decorrente da experiência de vida, a interlocução solidária outorga uma face humana ao padecimento, possibilitando o atravessamento da experiência em direção ao porvir e o encaminhamento do adoecer para o campo da espiritualidade. Dessa forma, ali onde havia aflição, agonia, ruptura, poderá haver presença do rosto humano. O sofrimento é traduzido em linguagem e significação.

Em nosso trabalho necessitamos estar em uma posição de reconhecimento de que o sofrimento humano veicula mensagens que necessitam ser significadas em uma experiência inter-humana. Esse vértice é fundamental principalmente porque, na atualidade, foram esquecidas as questões significativas da existência humana.

Vivemos em uma época na qual a memória dos fundamentos da experiência humana é frequentemente perdida das mais diferentes maneiras. Refiro-me à memória, que é registro da historicidade constitutiva do ser humano e que precisa estar presente nos discursos familiares, nos espaços públicos e nas obras culturais. Em nosso tempo, chamado de pós-moderno ou de modernidade tardia, a memória constitutiva se fragmenta, deixando consequências funestas na maneira como o ser humano se apresenta no mundo contemporâneo.

O mundo perde de vista a condição humana, esquece-se, por exemplo, de que, em algumas situações de sofrimento, o indivíduo precisa de atenção, aquela que possibilita estar frente ao outro e se deixar afetar por ele, ouvindo e respondendo. O ser humano necessita da linguagem solidária, o que requer tempo e atenção, fatores que curam o psiquismo humano, favorecendo também a cura do corpo e o acesso à experiência de espiritualidade. A espiritualidade acontece como abertura para o transcendente.

Ao partir da abertura originária em direção ao fim último, o homem se apresenta como transcendência. Heidegger[2] afirma que a transcendência se refere àquilo que é próprio do ser humano, não como maneira de comportamento entre outros possíveis, mas como constituição fundamental dessa pessoa, que se dá antes de qualquer comportamento. A transcendência é a ultrapassagem que possibilita algo como a existência.

É nesse gesto constitutivo sempre em direção ao mais além que poderíamos situar o registro espiritual do homem. É ele quem faz do ser humano alguém que possui um si mesmo, sempre aberto e que se estende para fora de si em direção à totalidade do existente. Edith Stein[3] nos esclarece que

> *A vida pessoal é um sair fora de si e ao mesmo tempo em ser e permanecer em si mesmo. Enquanto o homem é espírito segundo sua essência, sai de si mesmo com sua vida espiritual e entra em um mundo que se abre a ele sem perder nada de si mesmo. Exala não só sua essência – como todo produto real – de uma maneira espiritual expressando-se ele mesmo de forma inconsciente e além do mais atua pessoal e espiritualmente. A alma humana enquanto espírito se eleva em sua vida espiritual acima de si mesma.*

Essa condição faz do ser humano alguém que sempre constitui novos sentidos até a possibilidade de estabelecer o sentido último diante da morte. No coração humano há o desejo de que se possa morrer realizado, desejo esse que encontra uma realização imaginária na qual residem os valores fundamentais da vida da pessoa. Esses valores constituem o sentido último da vida do individuo. No momento em que a pessoa busca orientar sua vida em consonância com esses valores, emerge um percurso que estabelece a sua espiritualidade pessoal.

A clínica nos mostra que o sonho teleológico para o qual se direciona o gesto do indivíduo não é necessariamente religioso. O que nos sugere que a transcendência, movimento espiritual no homem, às vezes, se resolve por meio de um fim concebido sem religião e que, ainda assim, constitui um tipo de espiritualidade.

É parte da experiência do clínico testemunhar situações existenciais em que as concepções religiosas são usadas como tamponamento da transcendência e do devir, levando o indivíduo a uma estagnação e paralisia de si, o que significa que nesses casos a religião acontece impedindo o desenvolvimento de uma autêntica espiritualidade pessoal. Mas é claro que também encontramos a coexistência dos dois fenômenos – a religião e a espiritualidade – em um único movimento.

Tem sido útil em minha clínica discriminar religião, religiosidade e espiritualidade. Denomino espiritualidade o sair de si em direção a um sentido último e o sustentar da transcendência ontológica do indivíduo. Considero como religiosidade a espiritualidade que acontece em meio a concepções sobre o divino. Chamo de religião o consciente sistema representacional de crenças e dogmas por meio do qual uma pessoa procura modelar sua vida e conduta de maneira espiritual ou não.

De qualquer modo, há espiritualidades religiosas e ateias. Em ambas casos, a presença da espiritualidade, muitas vezes, não só auxilia a recuperação de um paciente diante de um adoecimento, como também possibilita que diante do morrer haja serenidade. Em 2006 afirmei:[1]

> *A espiritualidade é, em meu modo de ver, o fenômeno que se origina pela possibilidade de a pessoa pôr a si mesma e a sua existência em consonância com a sua concepção do absoluto ou do divino.*

Do ponto de vista do manejo clínico é fundamental o trabalho que auxilie o paciente a pôr em jogo seu gesto em direção ao porvir. Em outras palavras, é terapêutico o trabalho que sustente a espiritualidade emergente do paciente, quer ela seja ateia ou crente.

A fim de podermos abordar o lugar da espiritualidade no adoecimento e na terminalidade, é importante introduzir o conceito de força como apresentado por Stein[4] decorrente de pesquisas fenomenológicas sobre a estrutura da pessoa humana. Essa autora assinala que cada ser humano possui uma força natural que se acha vinculada à sua constituição psicofísica. A autora discute que a atividade natural de todo ser humano implica um consumo de força; no entanto, a reserva de força que possuímos pode vir a ser recuperada. O ser humano, dotado de liberdade, pode seguir trabalhando mediante esforço. Ali quando a experiência de cansaço acontece, a pessoa, voluntariamente, pode empregar as suas últimas energias em uma tarefa para a qual, em um primeiro momento, parecia não ter mais forças.

Esse fenômeno decorre do fato de que o ser humano possui possibilidade de agir não só pela força física de seu organismo, como também pela força espiritual. Desse modo, por exemplo, um atleta que, em uma maratona, já não mais detém o devido vigor para prosseguir em sua corrida, consegue cruzar a linha de chegada por meio de valores espirituais, como coragem, anseio de superar os próprios limites ou ainda orgulho de representar o seu país. O que acontece nesse tipo de evento é que o atleta pode agregar força espiritual à sua ação no memnto em que o seu organismo já não lhe ofertava nenhuma possibilidade de qualquer gesto.

Stein assinala que esse acréscimo de vigor pode vir a ser outorgado à pessoa por outro indivíduo, pois pode acontecer que, quando ela irradia força e frescor, a sua influência vivificante poderá afetar outro indivíduo por meio de uma experiência de contágio psicológico. Para essa autora, os estados de ânimo, como a alegria, o pesar, a esperança e o temor, possuem o poder de influir no estado vital do ser humano, incrementando sua força ou a consumindo. Stein afirma:[1]

> Podemos nos fortalecer não só graças à força de outros homens, mas também por meio de tudo o que neles e dentro deles pode ser objeto de tomadas de posição positiva, ou seja, todos os seus valores pessoais, sua bondade, sua amabilidade etc. Mas o círculo se amplia ainda mais: podem me produzir alegria não só os valores pessoais, mas também a beleza dos seres da natureza e das obras de arte, a harmonia das cores e dos sons. Todo o reino de valores positivos é uma imensa fonte de força anímica (*nossa tradução*).

A partir dessas considerações de Stein, podemos compreender como pessoas fracas corporalmente podem vir a desenvolver uma vida espiritual de grande intensidade, pois recebem do plano do espírito humano a força que lhes permite superar experiências de grande tensão física, psíquica e espiritual, mediante seus valores, concepções a respeito do bem, do sentido da vida e do absoluto ou divino.

A experiência clínica confirma esse tipo de fenômeno, pois em meio ao adoecimento e nos estados terminais, se for possível à pessoa

[1] "Podemos fortalecermos no solo gracias a la fuerza de otros hombres, sino también a causa de todo lo que en y dentro de ellos puede ser objeto de tomas de posición positivas, es decir, todos sus valores personales, su bondad, su amabilidad, etc. Pero el círculo se amplía todavía más: me pueden producir alegría no solo los valores personales, sino también la belleza de los seres de la naturaleza y de las obras de arte, la armoía de los colores y los sonidos. Todo el reino de los valores positivos es una fuente inmensa de fuerza anímica." (p. 689.)

se sustentar em valores espirituais fundamentais, contará com um incremento de vitalidade e força, que pode ser decisivo na evolução de seu quadro clínico ou ainda para poder vir a encarar a morte com serenidade. Mais fundamental ainda é a compreensão da importância da relação com o outro na sustentação do sentido espiritual. Os valores, a esperança e a espiritualidade daquele que cuida influem, pela experiência de contágio descrita por Stein,[4] decisivamente no modo como o paciente encara o seu adoecimento e a sua morte.

REFERÊNCIAS

1. Safra G. Hermenêutica na situação clínica: O desvelar da singularidade pelo idioma pessoal. 1ª ed. São Paulo: Sobornost. 2006:169.
2. Heidegger M. Sobre a essência do fundamento (1929). In: Os Pensadores. São Paulo: Nova Cultural. 1989.
3. Stein E. Ser finito y ser eterno : ensayo de una ascensión al sentido del ser. 1st ed. México: Fondo de Cultura Económica. 1994:553.
4. Stein E. Estructura de la persona humana. In: Obras Completas, V IV: Escritos Antropológicos y Pedagógicos. Burgos: Editorial Monte Carmelo. 2003: 555–749.

Capítulo 5

As tradições religiosas e sua influência sobre a espiritualidade no adoecimento

Felipe Moraes Toledo Pereira

INTRODUÇÃO

O homem é um ser que em sua essência possui um chamado à transcendência,[1] ao propósito e à descoberta do seu significado, dotado, portanto, do que definimos como espiritualidade. Nessa sua busca por sentido, ele codifica sua relação com o transcendente através de diversas atitudes, palavras, comportamentos, símbolos e rituais que conectados por princípios e fundamentos comuns constituem uma religião.[2]

A tradição religiosa é, assim, uma construção multidimensional derivada do agrupamento de crenças e práticas desenvolvidas no seio de uma comunidade ao longo do tempo, à qual o indivíduo se sente pertencente e que, por sua vez, o influencia no que tange à sua própria espiritualidade,[3] ou seja, espiritualidade e religiosidade são conceitos distintos, mas que compartilham um grupo comum de preocupações no que se refere à ética, à moral e à fé do indivíduo, o que faz com que se estabeleçam relações de reciprocidade e interdependência.[4]

Em interação contínua com a espiritualidade, a religião influenciará a visão do paciente sobre o próprio adoecimento por meio de seus conceitos e preceitos. Com seu conjunto de pressupostos estabelecidos, poderá facilitar ou dificultar a assistência espiritual, tendo em vista que nem sempre haverá imediata sintonia entre as necessidades religiosas e as propostas de suporte da equipe. Temas como milagres, curas, persistência terapêutica, autorização ou não para a realização de procedimentos, alimentação, cuidados com o corpo, ritos e luto são apenas alguns dos campos nos quais a construção de sólidos caminhos de comunicação é necessária para a identificação de expectativas e solução de conflitos.

No Brasil, vivemos uma realidade que dificulta o entendimento e a compreensão das demandas religiosas. Por um lado, contamos com uma população marcada por uma intensa religiosidade, ou seja, com forte propensão a incluir práticas e crenças advindas da religião no seu cotidiano, mas que, por outro, essa mesma população vive imersa em um complexo sincretismo religioso, particularmente entre os católicos, no qual se misturam tradições diversas e, muitas vezes, subliminarmente conflitantes, exigindo minuciosa anamnese para que se possa realmente caracterizar as particularidades da fé do indivíduo e suas consequências no âmbito da saúde.

A formação da religiosidade é de tal maneira plural que pode, por vezes, impossibilitar uma abordagem previamente estruturada da questão do sentido da vida, exigindo do capelão hospitalar e de toda a equipe o árduo trabalho de pavimentar, com uso das peças de mosaico advindas do diálogo, um caminho para pacificar os sofrimentos espirituais. Essa construção será tão mais eficaz na medida em que os sujeitos envolvidos em suas etapas estejam familiarizados com os conceitos básicos que norteiam as principais religiões presentes em nosso meio em sua relação com o adoecimento.

CRISTIANISMO

"Diz-lhe Jesus: Eu sou o Caminho, a Verdade e a Vida. Ninguém vai ao Pai a não ser por mim. Se me conheceis, também conhecereis meu Pai. Desde agora o conheceis e o vistes."
Bíblia Sagrada

CONCEITOS FUNDAMENTAIS

O cristianismo é a religião com o maior número de adeptos no mundo, compreendendo o conjunto de pessoas que professam a fé em Jesus Cristo, filho consubstancial de Deus, que foi gerado, viveu, morreu e ressuscitou dos mortos, tornando-se caminho de salvação para toda a humanidade. Nascido a partir da pregação das pessoas que conviveram com ele e presenciaram seus ensinamentos, o cristianismo sempre foi marcado por um forte apelo de conversão ética. Os assim chamados cristãos, denominação que recebem os fiéis após o batismo, são convidados a uma vida virtuosa de fé, caridade, esperança, prudência, fortaleza, temperança e justiça, devendo buscar o bem comum, mesmo para aqueles que não partilham das mesmas crenças.

No cerne da sua compreensão sobre o sentido e significado da vida está a própria figura de Jesus, que *é o Caminho, a Verdade e a Vida*. O encontro pessoal e comunitário do crente com o Ressuscitado faz com que o fiel se perceba como filho de Deus e inserido dentro da dinâmica do seu amor.

O *Reino dos Céus* é a principal mensagem da pregação de Jesus. Ele o anuncia como a presença real de Deus no mundo na construção de uma realidade fraterna, misericordiosa, pacífica e justa, levando o homem à plenitude de sua vocação transcendente. Esse poderio de Deus sobre todas as coisas pode se dar por concluído apenas em uma perspectiva escatológica (doutrina das coisas que devem acontecer no fim do mundo). Trata-se, portanto, da esperança de que por meio de Cristo toda a criação encontre a salvação, o estado de plena graça no qual Deus será tudo em todos. Mas essa espera pela salvação eterna deve ser ativa e não isenta o cristão de ser colaborador do agir divino, lançando as sementes do Reino salvífico.

Esses conceitos compõem de maneira simplificada o corpo dogmático comum a todas as tradições cristãs, sendo três as correntes principais: católicos, protestantes e ortodoxos. Todas essas vertentes possuem um núcleo de fé em comum, o qual as caracteriza como cristãs, mas possuem teologias, liturgias e espiritualidades por vezes muito diferentes. Apesar dessas distinções há um grande esforço por parte de muitas igrejas na construção de um diálogo ecumênico que promova o respeito e a tolerância entre os fiéis.

Visão sobre o sofrimento

O sofrimento, particularmente do justo, é, antes de tudo, um mistério para o cristianismo. Há nele uma incompreensibilidade inata, pois não há como responder empiricamente ao porquê do sofrer a partir da perspectiva de um Deus que é amor pleno revelado em Jesus Cristo. No entanto, a teologia cristã não se nega a refletir sobre a questão com o objetivo de oferecer pistas à razão sobre como conciliar o paradoxo do amor divino e da dor humana.

Para a Bíblia Sagrada, a dor e o sofrimento entraram no mundo por meio do pecado de Adão e Eva, em uma analogia à perda da semelhança do ser humano com o seu criador. O pecado original é o símbolo do abandono dos planos divinos por parte do homem, que, em busca da autossuficiência que nunca atingirá, deixa de lado a graça divina e os desígnios de felicidade desejados por Deus.

A questão do sofrimento é apresentada também em outros documentos que compõem o Antigo Testamento da Bíblia Sagrada. Por exemplo, no livro de Jó é testemunhado o lamento sincero, profundo e angustiante do justo temente a Deus que fica privado de tudo aquilo que prezava: saúde, família e posses. Diante de tamanha dor, o pobre Jó, cuja paciência é justamente por isso lendária, clama a Deus por uma explicação para o momento que vive. Durante seu lamento, ele se encontra com seus amigos que afirmam que seus dissabores são fruto dos pecados que cometeu. No entanto, Jó sabe ser fiel a Deus e repudia qualquer tentativa de relacionar suas dores a crimes que não cometeu. Ao final, em uma teofania, Deus se revela a Jó e coloca sua vontade e grandeza acima de qualquer compreensão do pobre israelita, que diante de tamanha manifestação toma consciência de sua pequenez, compreendendo que tudo que recebeu pertence a Deus e que a Ele pode retornar conforme desígnios que estão além da compreensão. Jó, enquanto ser criado, contempla seu criador e vive sua vontade.

Uma das reflexões para a qual aponta o texto é a fragilidade humana. Nossa biologia é dotada de um limite cronológico, ambiental e genético. Somos suscetíveis a desequilíbrios que comprometem nossa qualidade de vida e que podem nos colocar diante da morte. O sofrimento é parte da natureza criada e inerente à nossa condição humana. Mesmo Jesus, o Messias dos cristãos, enfrentou a dor e a crucificação injustas.

O grande enfoque da teologia cristã não será, portanto, buscar o "porquê" da dor, do adoecimento e do sofrer, mas sim o "para quê?", pois crê, firmemente, que todas as coisas que vivemos são direcionadas a um futuro glorioso em Deus, juntamente com Jesus, no qual tudo é salvo e redimido de suas aflições.[5]

Segundo o capelão Alexandre Andrade Martins:

> *"Na dor e no sofrimento participamos da paixão de Cristo e, nessa participação possível pelo Espírito no mistério da Trindade, podemos encontrar significado para nosso próprio calvário, pois a morte não é o fim, mas um caminho para a ressurreição".*[6]

Em Jesus e no seu martírio redentor fica evidenciado um significado salvífico para o sofrimento, que se encontra misteriosamente vinculado ao amor e à paixão. Nesse contexto, a ressureição é a mensagem maior de Cristo sobre a transitoriedade da dor e da morte, as quais serão sempre vencidas por Deus ao final.

Já nos escritos do apóstolo Paulo e nas reflexões teológicas posteriores a eles é encontrada uma dimensão pedagógica do sofrimento, que permitido por Deus concorre para o bem dos homens ao direcioná-los para o transcendente como visto na seguinte passagem bíblica:

> *"Por isto não nos deixamos abater. Pelo contrário, embora, em nós, o homem exterior vá caminhando para a sua ruína, o homem interior se renova dia a dia. Pois nossas tribulações momentâneas são leves em relação ao peso eterno de glória que elas nos preparam até o excesso. Não olhamos para as coisas que se veem, mas para aquelas que não se veem. Pois o que se vê é transitório, mas o que não se vê é eterno".*[7]

Vê-se, portanto, que aos olhos da teologia cristã, desde seus primórdios, o sofrimento é um tema que perpassa o mistério de seu redentor e da salvação dos fiéis. Unindo suas dificuldades à via sacra de Jesus na perspectiva da ressurreição, os cristãos encontram uma poderosa fonte de resiliência e ferramentas para identificação de propósito e sentido em meio ao adoecimento.

Vida após a morte

A esperança da salvação está no coração da espiritualidade cristã e é um tema caro à sua doutrina. Etimologicamente, a palavra *salvação* tem origem no grego *soteria*, que pode significar também resgate, cura ou restauração. Os cristãos compreendem a sua salvação pessoal após a morte como a ressurreição de seus corpos juntamente com o espírito em uma unidade indissolúvel, nos moldes da vitória de Jesus Cristo sobre a morte.

Ao final de sua jornada terrena todos os homens terão de prestar contas de suas ações, pensamentos e omissões, e estarão submetidos à justiça divina. Ainda que todos os fiéis busquem a santidade, inevitavelmente encontrar-se-ão diante de Deus com um grande débito, sofrendo diante d'Ele as dores de traírem um amor tão grande e intenso. Nesse ponto, apesar de seus pecados, os cristãos acreditam que, por meio da fé, têm acesso à graça da misericórdia e à felicidade eterna que definem como Céu. Para algumas denominações, como o catolicismo, há um estágio intermediário de purificação antes da redenção denominado Purgatório.

É esperada, ainda, uma segunda vinda gloriosa de Jesus com o intuito de transformar toda a criação, agora na sua coletividade, completude e de forma definitiva. O Filho de Deus ocupa aqui um espaço central na espiritualidade cristã, pois é o selo dessa promessa que anima a esperança escatológica da fé.

Como Deus é amor e, portanto, não viola a liberdade dos seres humanos, àqueles que não o aceitam como salvador é reservada uma condição de existência, mais do que propriamente um local, denominada Inferno, na qual Deus simplesmente permanece em silêncio ou ausente.

Ritos e práticas religiosas relacionadas à saúde

No seu Evangelho, narrado por diversos autores, Jesus anuncia um tempo de graças por parte de Deus e se dispõe a curar os enfermos, expulsar o mal dos possessos e reintegrar os excluídos à comunidade, como sinais da abundância do Reino dos Céus, prólogo da felicidade vindoura que virá quando da restauração (salvação) de todas as coisas.

Ao darem continuidade à missão do seu mestre, as comunidades cristãs são imbuídas do dever de ir ao encontro dos que sofrem para aliviá-los, seja por meio de recursos materiais ou de assistência religiosa. No âmbito da espiritualidade, os cristãos são ricos em rituais, bênçãos, unções e orações para os diversos momentos da vida e não são diferentes diante do adoecimento.

De todas as práticas, a mais frequente em todas as suas denominações é a unção. Com o uso de determinados óleos, os cristãos simbolizam cuidado, acalento, restauração e ânimo. Particularmente entre os católicos está presente uma ação sacramental conhecida como unção dos enfermos.

> *"Está alguém entre vós doente? Chame os presbíteros da igreja e orem sobre ele, ungindo-o com azeite em nome do Senhor. E a oração da fé salvará o doente, e o Senhor o levantará; e, se houver cometido pecados, ser-lhe-ão perdoados".*[8]

É interessante observar que, no gesto de ungir, o autor identifica uma dupla eficácia restauradora, tanto no tratamento da moléstia propriamente dita como na espiritualidade por meio do perdão dos pecados.

Com relação ao momento da morte e cuidados com o corpo, a maioria dos cristãos possuem ritos de despedidas e de fomento da esperança, conhecidos como celebrações de exéquias. Não há orientações específicas em relação aos cuidados com o corpo, devendo apenas receber tratamento respeitoso e sepultura ou cremação dignas.

JUDAÍSMO

"O pó retornará ao solo como antes, e o espírito retornará a Deus que o concedeu."
Cohelet, escrito judaico

CONCEITOS FUNDAMENTAIS[9]

Nascido a partir da revelação abraâmica, tal qual o cristianismo e o islamismo, o judaísmo professa um único Deus, aquele a ser amado e adorado, negando quaisquer formas de politeísmo. Trata-se de um ser transcendente, criador e onipotente, mas que, no entanto, atua na história, está presente na caminhada do povo escutando seus clamores e lamentações e indo ao seu encontro por meio da providência.

O termo *israelita* é mais amplo e se refere a todos aqueles que professam a fé de Jacó (Israel), vinculados a ele por meio das 12 tribos. No entanto, após a divisão do Reino e o Exílio da Babilônia, predominantemente, os membros da tribo de Judá regressaram à Terra Santa, motivo pelo qual seus descendentes são desde então chamados judeus. Na atualidade, ambos os termos são utilizados e citados indistintamente, referindo-se ao mesmo grupo de fiéis.

Os judeus se consideram um povo eleito e especial aos olhos de Deus. Ao pai da fé, Abraão, foi prometido que ele se tornaria o patriarca de uma grande nação, por meio da qual todo o mundo seria redimido. Os israelitas creem que Deus atua na história o seu favor, guiando-os por caminhos de libertação, protegendo-os, educando-os e salvando-os da perdição para que brilhem diante de todos os viventes e resplandeçam a glória do Senhor.

Justamente pelo conceito da eleição divina, toda a crença judaica está intimamente vinculada à história de Israel. Os grandes líderes israelitas como Abraão, Isaac, Jacó, José, Moisés, Josué e Davi não são escolhidos apenas como guias espirituais, mas também são governantes, guerreiros e juízes abençoados pela sabedoria divina.

O grande codificador da lei de Deus foi Moisés, autor da Torá, que juntamente com os Profetas e os Escritos compõem a Sagrada Escritura judaica. A sabedoria oral rabínica e os ensinamentos contidos no Talmude são também fontes da religiosidade de Israel.

Para o israelita, a religião, a espiritualidade e a vida estão intimamente conectados. O crente vive para cumprir os desígnios do Deus da promessa, do Deus da Aliança e do Êxodo, do libertador do Egito, daquele que É, o *YHWH* (Javé) revelado na sarça, origem e destino final de tudo.

Para bem cumprir os mandamentos, a tradição judaica define regras, mandamentos e práticas a serem cumpridas pelos fiéis. Os preceitos rabínicos têm como objetivo conduzir os homens pelas veredas do Senhor para que se tornem justos aos seus olhos alcançando a graça divina.

Visão sobre o sofrimento[10]

Tudo o que Deus criou e faz é bom, assim está atestado nos escritos do Livro do Gênesis, o qual narra a origem da Criação e dos homens. No judaísmo, como no cristianismo, há no sofrimento um mistério que se refere ao próprio comportamento de Deus, sobre o qual não podemos aplicar nenhum esquema lógico e racional nascido da natureza humana.

Deus é um segredo escondido, profundo, incognoscível, mas não distante. Em sua revelação ao povo de Israel, mostra-se sempre como aquele que está por perto, próximo aos que gemem e lamentam, junto à angústia dos cativos. Os israelitas reconhecem em sua história e em suas vidas a presença constante do Criador, que não os abandona à própria sorte e caminha com eles.

Vida após a morte

A vida após a morte é central na fé judaica. Já na criação, o homem feito do barro recebe a alma, essência de origem divina, que anima o corpo e com ele compõe uma unidade. Na morte ocorre a ruptura dessa união. O espírito imortal se liberta gradualmente deste mundo em direção ao Paraíso (*Gan Éden*). Nesse caminho a alma passa por um processo de purificação até que possa estar na presença de Deus. Quando a alma deixa o corpo, continua podendo vivenciar novas situações até que na grande ressurreição dos mortos possa se reencontrar com um novo corpo. A vida nunca termina.

Ritos e práticas religiosas relacionadas à saúde[11]

A Torá prescreve uma série de mandamentos relacionados à saúde, tais como restrições dietéticas e recomendações sobre a higiene pessoal, ainda que o mais importante não sejam os ganhos físicos decorrentes do seu seguimento, mas sim o cumprimento fiel da Lei. O corpo é visto como presente e dádiva de Deus, a ser respeitado, cuidado e curado sempre que possível, o que talvez justifique o precoce e próspero desenvolvimento da medicina nas comunidades judaicas.

Visitar os doentes é visto como um dos mais meritórios atos de piedade. Toda a comunidade deve estar atenta e de prontidão a socorrer os que padecem em suas necessidades, com bens, orações, intercessões e súplicas. Essa prática é permitida mesmo durante o período de guarda e repouso (Sabbath).

Há diversos rituais relacionados como o momento da morte que variam de acordo com a ortodoxia da corrente judaica à qual pertencia o falecido. Olhos e boca devem ser fechados, o corpo coberto com um lençol e colocado um castiçal iluminado junto à cabeceira. O sepultamento deve ser o mais breve possível e também ocorre de formas variáveis. Os mais conservadores não permitem o enterro durante o sábado ou em determinadas festas. O corpo deve sempre receber cuidados próprios da comunidade religiosa.

ISLAMISMO

"Somos de Deus e a ele voltamos."
Corão Sagrado

CONCEITOS FUNDAMENTAIS[12]

O islamismo é uma das três fés de origem abraâmica juntamente com o judaísmo e o cristianismo. Professa a crença em Alá (*allah*), palavra em árabe para designar Deus, único, onipotente, onisciente e onipresente. Seus seguidores são os denominados muçulmanos ou islamitas.

A revelação divina se dá na história por meio de diversos profetas, porém, é Maomé (*Mohammed*) o mais recente, o último e o mais importante mensageiro de Alá, precedido de Jacó, Moisés, Davi e Jesus, entre outros. O Profeta, como é chamado no Islã, nasceu em Meca em 571 d.C. e faleceu em Medina em 632 d.C. Foi um importante líder religioso, político e militar, responsável pela unificação de diversas tribos que compuseram o Islã, ou seja, o conjunto dos povos de civilização islâmica. Iniciou sua missão na cidade de Meca, crescendo espiritualmente por meio da oração e do jejum em montanhas da região. Desde o princípio arrebatou seguidores e inimigos, esses últimos responsáveis pela sua fuga para Medina em um evento conhecido como *Hégira*. Seus escritos reunidos no Corão são tidos como palavra literal de Deus ditada a Maomé diretamente portanto, corretos e infalíveis. Já a Suna é um livro que reúne seus ensinamentos e interpretações.

Toda a fé islâmica está embasada em cinco pilares.

O primeiro pilar é a profissão de fé (*Shahada*), que consiste em duas verdades inquestionáveis:

"Não há outro deus que não Alá, e Maomé é seu mensageiro".

O Profeta é o portador da palavra viva de Deus a ele transmitida pelo Arcanjo Gabriel e dele emanam toda a autoridade e a regra de fé.

O segundo pilar é a oração (*Salat*). O muçulmano deve realizar cinco orações diárias, prostrado em direção a Meca, sempre que possível em congregação. Para as preces, o fiel deve estar em estado de pureza e são frequentes as abluções, como no caso das mulheres após o ciclo menstrual. Orar é visto também como um exercício de saúde mental, restaurando a serenidade e a tranquilidade interior, o que pode evitar o adoecimento.

A caridade é o terceiro pilar, conhecido como purificação (*Zakat*). Fazer o bem e ajudar os que precisam é um imperativo ético central no Islã. O cuidado com as viúvas, com os órfãos, com os viajantes e demais necessitados é uma obrigação do muçulmano que deve reservar parte dos seus rendimentos para atendê-los.

O quarto pilar é o jejum. O *Ramadan* ocorre no nono mês do calendário lunar islâmico. É um período de renovação e fortalecimento da fé. Do nascer ao pôr do sol é proibido comer, beber, fumar e ter relações sexuais. Esse período de privação serve para cultivar a espiritualidade e o autocontrole. Ao anoitecer, o momento das refeições é marcado pelo clima de confraternização e união entre os membros das comunidades.

O quinto e último pilar é a peregrinação anual para Meca (*Hajj*) que todo muçulmano deve empreender ao menos uma vez durante a vida desde que reúna condições físicas e financeiras para tal. O encontro com outros muçulmanos de diversas origens e nacionalidades durante os três dias de celebração exalta a comunhão de todo o Islã com Deus.

Visão sobre o sofrimento[13]

O sofrimento é um instrumento da revelação de Deus e de seus desígnios para a Humanidade a fim de lembrá-la de que pertence a Ele e que a Ele voltará. Nessa perspectiva, o sofrer não pode ser tido como algo totalmente mal, pois dele Deus extrai benefícios aos fiéis, incluindo a expiação dos pecados.

Segundo os ensinamentos do Profeta, Deus está no controle de tudo o que ocorre e determina as consequências do agir humano. O mal por Ele permitido se destina sempre a um propósito maior e também pode até envolver um caráter punitivo nos casos daqueles que não vivem os mandamentos da fé.

No âmbito moral, o fiel é chamado à moderação e ao autocuidado. O Profeta em seus escritos orienta o povo a evitar a alimentação excessiva e a parar de comer antes de se sentir plenamente satisfeito. Suas recomendações se estendem também ao consumo restrito de bebida alcoólica e à prática de exercícios físicos, como a natação. A saúde é vista como resultado de boas escolhas e seguimento obediente ao Corão.

Vida após a morte[14]

Para o Islã, a morte é uma transição natural para outro estágio de existência. Esse é um importante tópico da fé, pois dele decorre a base de toda a reflexão moral muçulmana. Vive-se nesta terra mais como em uma preparação para a eternidade junto a Deus; portanto, deve-se ser justo, caridoso, fiel e piedoso para que se assegure a salvação na ressurreição.

O Corão atesta que um anjo após a morte vem para recolher as almas dos fiéis e infiéis e separá-la do corpo que perecerá. Nesse momento, entra-se em um estado intermediário conhecido como *Barzack*. A vida no túmulo é um tipo de existência consciente e contínua enquanto se aguarda a ressurreição. Para alguns será um momento de prévia do Paraíso e para outros será porção do Inferno, a depender de suas respostas aos anjos sobre a conformidade de sua vida como os ensinamentos do Profeta.

O fim de toda a criação e sua transformação marcará o momento da ressurreição dos mortos, na qual Deus retirará todos de suas covas em seus corpos originais para a terceira e derradeira fase da vida. Ocorrerá o julgamento de toda a criação e todos serão lembrados de suas boas obras e pecados. Os fiéis perceberão as suas falhas e alcançarão a misericórdia, enquanto os descrentes serão punidos por sua infidelidade. No Paraíso, os eleitos encontrarão as alegrias que nunca cessam e se saciarão de fortuna, alimentos e satisfação pessoal. O Inferno ficará reservado para os descrentes, condenados pela eternidade, e para os crentes pecadores para que possam se arrepender e encontrar a salvação.

Ritos e práticas religiosas relacionadas à saúde[15]

A visita aos doentes e a oração por eles são partes das obrigações do muçulmano, que deve levar sempre ao moribundo uma mensagem de confiança nos desígnios de Deus. Deve-se também auxiliá-lo na resolução de todas as pendências que necessite resolver ainda em vida. Caso o falecido deixe dívidas, a família deverá usar seus bens para quitá-los, pois esses débitos podem atrapalhar o destino da alma.

Com relação aos cuidados após a morte, há uma série de particulares procedimentos a serem adotados pela família e pela comunidade religiosa que convém à equipe de saúde conhecer no intuito de facilitá-los quando possível.

Após a morte, a pessoa deve ser coberta e reza-se por ela a oração:

"A Deus pertencemos e a Ele retornamos."

Há instruções bastante específicas para o preparo do corpo para o sepultamento, e essa é uma responsabilidade da comunidade muçulmana e de seus líderes. Seguem-se as orações fúnebres (*Salat Al-Janazah*) e o enterro, que não deve ocorrer durante a alvorada, com o Sol a pino e nem no pôr do sol. A cremação não é permitida.

O muçulmano não deve chorar, lamentar ou demonstrar sofrimento excessivo pelos mortos, pois isso está em oposição à crença na providência de Alá. É proibida a manifestação pública de luto, como o uso de faixas ou roupas pretas em sinal de pesar. Exceção faz-se ao luto que a mulher deve guardar por seu marido falecido pelo período de cerca de 130 dias, período no qual não poderá receber propostas de casamento.

A condolências são prestadas dentro de 3 dias após o falecimento e a visita ao túmulo do falecido é fortemente incentivada. A oração e a intercessão pelos mortos (*Duá*) são vistas como um grande presente ao falecido; no entanto, nunca se deve pedir nada aos mortos ou alimentar qualquer tipo de superstição em relação a eles.

ESPIRITISMO

"Nascer, morrer, renascer ainda e
progredir sempre, tal é a lei."
Allan Kardec

CONCEITOS FUNDAMENTAIS[16,17]

Sob o título de espiritismo são congregadas diversas correntes religiosas relacionadas à crença na interação, na comunicação e na instrução dos seres encarnados com aqueles que existem como desencarnados. A principal ramificação do espiritismo teve origem a partir dos trabalhos de síntese e de codificação realizados pelo francês Hippolyte

Léon Denizart Rivail (pseudônimo de Allan Kardec), o codificador da doutrina espírita, no século XIX d.C.

O espiritismo kardecista desde suas origens foi marcado pela busca do regramento, padronização e cientificismo diante das experiências mediúnicas no intuito de dar legitimidade e organização à doutrina, dotando-a de bases conceituais para seu desenvolvimento posterior. O legado desse esforço compõe os cincos principais livros da obra de Kardec, a saber: *O Livro dos Espíritos*, *O Evangelho Segundo o Espiritismo*, *O Livro dos Médiuns*, *O Céu e o Inferno* e *A Gênese*.

Kardec define a religião espírita como também uma ciência, pois apresenta verdades com bases filosóficas, demonstradas por situações e experimentos empíricos que se desdobram em consequências e comportamentos religiosos. Seu objetivo é comunicar ao mundo dos homens os ensinamentos dos Espíritos superiores para que possam evoluir, ter vidas mais felizes e encontrarem a salvação.

O kardecismo possui uma visão da divindade que compreende Deus como o criador, a inteligência suprema que é origem de todas as coisas. Aplica ao divino os atributos, como a onipotência, a imutabilidade e a bondade plena. Todos os seres animados ou inanimados, materiais ou imateriais são criados por Ele.

Todos os seres vivos possuem uma dualidade corpo e alma, havendo entre eles uma substância definida como perispírito. Há diversos mundos habitados nos quais existem seres em diferentes estágios de evolução espiritual, e os espíritos podem encarnar nesses diversos mundos e progredirem em seu desenvolvimento. O centro da visão dos espíritas sobre o sentido da vida está justamente nesse contínuo e irrevogável chamado do espírito ao aprimoramento.

Os espíritos são criados individuais, simples, ignorantes e dotados de livre-arbítrio que compõem o mundo espiritual que preexiste e sobrevive a tudo. Por meio de encarnações, eles evoluem moral, ética e intelectualmente, buscando patamares cada vez maiores de superioridade até atingirem o estado de perfeição, no qual reside a felicidade plena e inalterável.

Conforme o grau de desenvolvimento que alcançam, os espíritos são classificados em diferentes ordens, como, por exemplo, os Espíritos Puros, que são aqueles que atingiram a máxima perfeição, e os Espíritos Imperfeitos, que tendem a induzir os demais viventes ao erro.

A relação entre os homens e os espíritos é, segundo Kardec, ininterrupta desde os primórdios. Por meio dessa frutuosa via de comunicação que ocorre de diversas formas, incluindo as relativas aos médiuns e sensitivos, os Espíritos podem ajudar ou mesmo atrapalhar os encarnados, inspirando neles virtudes ou os conduzindo ao mal e às paixões desregradas.

De todos os espíritos do planeta Terra, Jesus é o mais perfeito. É tido como mestre, luz, guia, modelo e de certa forma ocupa o lugar de governador espiritual do plano terrestre. Seus ensinamentos são um caminho seguro para a evolução de todos e, neles, é expressa a vontade pura da lei de Deus. Os evangelhos cristãos são usados pelo espiritismo como fontes fidedignas dos atos e palavras de Jesus. Encontram-se em suas páginas todas as soluções para os problemas humanos, e sua aplicação prática deve ser por todos perseguida como objetivo de vida. Fora da caridade não há salvação.

Visão sobre o sofrimento[18]

O sofrimento é inerente ao estado de imperfeição, mas tende a desaparecer ao longo da evolução e se extingue por completo quando o Espírito vence a matéria. É visto como um meio educativo, purificador, sensibilizador da alma e despertador da consciência. Trata-se de um apelo à ascensão moral e intelectual.

O sofrer no espiritismo está fortemente vinculado à questão do *carma*, da lei e da justiça divina, por meio dos quais a condição do indivíduo é fruto dos atos passados, pensamentos e sentimentos que compõem sua caminhada. É próprio da natureza divina e da sua lei que o vivente participe das consequências do que fez de errado e da violação dos desígnios da lei de Deus. O processo de vencer determinado *carma* inclui invariavelmente o remorso, o arrependimento e a reparação.

As doenças podem estar ligadas a questões espirituais com um reflexo de modificações sobre o perispírito o que pode decorrer do processo sucessivo de reencarnações, como marcas de comportamentos nocivos anteriores.

Vida após a morte[17]

A morte é a separação entre o corpo e a alma. Essa libertação do espírito se dá de maneira gradual e com velocidade variável a depender das circunstâncias da morte, gerando maior ou menor angústia e confusão durante o processo de desencarnação.

Após a separação, o Espírito conserva as afeições morais e pode conservar a lembrança do que fez sobre a Terra e se interessar, até mesmo, pelas obras que deixou inacabadas. No plano espiritual, o indivíduo encontra parentes e amigos que o auxiliam no penoso processo de desapego das materialidades deixadas para trás após a desencarnação.

A depender de seu comportamento prévio, a justiça divina permite ao espírito uma nova encarnação neste ou em outro mundo mais evoluído para que possa caminhar sempre rumo à sua libertação, nunca retrocedendo, ainda que por vezes estacionado por determinados períodos.

No seu processo de evolução, as almas vão encontrando a felicidade, que consiste em conhecer todas as coisas, não cultivar ódio, ciúme, ambição ou inveja e se verem livres das paixões que trazem a infelicidade aos homens.

Ritos e práticas religiosas relacionadas à saúde[19]

O espiritismo kardecista não possui sacerdotes, ritos, altares ou sacramentos em sua religiosidade. Toda sua atenção está voltada para os encontros de formação, orações, prática do bem e comunicações mediúnicas. No que tange à saúde, são comuns e frequentes as preces de intercessão e os "passes", ou fluidoterapia, por meio dos quais ocorre a transfusão de bioenergias por intermédio do ministrador do passe para o recebedor pela imposição das suas mãos. Esses fluidos atuam no âmbito perispiritual, colaborando para o restabelecimento da saúde e do equilíbrio do indivíduo. Não há especificidades no cuidado com o corpo do falecido que é visto com respeito, porém, apenas como um lar corruptível de um espírito imortal.

BUDISMO

"A causa do sofrimento humano
encontra-se, sem dúvida, nos desejos
do corpo físico e nas ilusões
das paixões mundanas."
Ensinamento Budista

CONCEITOS FUNDAMENTAIS

O budismo tem origem nos ensinamentos de Siddhartha Gautama, que viveu entre os VI e V séculos a.C. Filho da realeza da região do atual Nepal, foi profetizado em seu nascimento que acaso saísse de seu palácio abandonaria os bens materiais e tornar-se-ia santo. Temente da realização dessa predestinação, o pai do jovem príncipe o aprisionou dentro dos muros do palácio até os 29 anos, quando se iniciou o caminho de revelação que o levaria à iluminação. Gautama encontrou um velho, um doente, um cadáver e um asceta e a partir dessas experiências de fato abandonou todo o luxo e conforto da vida que possuía em busca do seu desenvolvimento espiritual.[20]

Na sua procura por respostas às inquietações advindas do sofrimento, da miséria e da morte, o jovem príncipe percorreu um itinerário que o levou aos grandes mestres do ascetismo oriental, nos quais não encontrou, tal qual em sua abastada vida anterior, sentido ou significado. Por meio da prática da meditação e reflexão sobre as verdades do mundo, Siddhartha encontrou o que definiu como o Caminho do Meio, entre a libertinagem e o extremismo ascético, e por meio dele atingiu a iluminação, tornando-se o Buda, ou seja, o Iluminado.[20]

A partir de então, Buda se tornou um grande mestre, e seus ensinamentos foram progressivamente se difundindo no oriente e constituindo diferentes escolas de pensamento que revisaram, atualizaram e ampliaram a essência da filosofia de seu líder espiritual. Todavia, apesar das ramificações posteriores, a tradição budista permaneceu apoiada nas Quatro Nobres Verdades:[21]

- O sofrimento, *Dukkaha*, é inerente à existência do homem, tal como nascer, viver ou morrer. Na sua caminhada pela Terra, a dor e atribulação são companheiras da Humanidade.
- A causa do sofrimento, *Trishna*, é o desejo, o anseio de ter, querer ser, querer evitar ou preservar. A infelicidade está associada com o apego às coisas sensíveis que são, inevitavelmente, transitórias. Essa avidez por possuir está relacionada à ignorância do significado real das coisas e seu vazio.
- O fim do sofrimento é fruto do extinguir de todos os desejos da mente e dos sentidos. É necessário vencer a ilusão do mundo e suas realidades para atingir a iluminação e gozar da paz e felicidade eterna do Nirvana.
- Para atingir esse estado de iluminação é necessário seguir o Caminho do Meio, os ensinamentos do grande Buda, uma via média entre a mortificação e a satisfação dos anseios pessoais. Os deveres nessa jornada são oito, agrupados em três eixos temáticos: sabedoria (visão e intenção corretas), conduta ética (fala, ação e vida corretas) e concentração (esforço, atenção e meditação corretos).

Há um intenso debate se o budismo é uma religião de fato, uma filosofia ou apenas uma forma de espiritualidade. Tendo como perspectiva que ao longo do tempo a tradição budista foi adquirindo um caráter organizacional mínimo, um compilado de ensinamentos (Cânone Pali), uma cosmologia própria e uma interface sociocultural, pode-se, sem dificuldades, incorporar o budismo no conjunto das religiões não teístas, ainda que o tema permaneça controverso a depender do ponto de vista que se assume. No Ocidente, por exemplo, elementos religiosos budistas foram incorporados de forma sincrética ou secular a diversas práticas de espiritualidade, não só as influenciando, como as transformando sem, com isso, compor um corpo doutrinal particular.[22]

Visão sobre o sofrimento[22]

Para o budismo, o envelhecimento, a doença e a morte são partes do processo natural do ser humano, e o sofrimento está relacionado ao não reconhecimento dessa realidade. Longe de uma visão pessimista do mundo, o que o Caminho do Meio propõe é uma nova perspectiva do existir, na qual o homem encontra a verdadeira essência do seu ser e aceita a sua impermanência.

Na tradição budista o sofrimento não é visto como algo pessoal ou próprio do indivíduo. Para encontrar o conforto e a paz é preciso despersonalizar o mal sofrido e percebê-lo a partir de uma experiência que ocorre com outros seres, humanos ou não, em outros locais e em outros momentos, sem que haja nada de especial no fato em si simplesmente por atingir uma pessoa em particular. Ter uma atitude saudável diante do sofrer é admitir sua universalidade e a impermanência das coisas que se ama, incluindo o próprio corpo e saúde.

No que tange à origem do adoecimento, da dor e da morte, os ensinamentos do Buda estão em oposição à visão ocidental da exterioridade do mal, ou seja, não compreendem a doença como algo externo ao corpo, que nos invade e precisa ser combatido, vencido ou morto, mas propõe a percepção de que se trata de processos naturais inerentes aos sistemas biológico-sensório-espirituais que constituímos ao longo dos constantes processos de reencarnação enquanto não são atingidos o Nirvana e a iluminação final.

A fixação em alcançar determinados objetivos e a aversão a vivenciar certas situações são sentimentos que amplificam a dor e prejudicam a saúde mental. Buscar sempre uma mente sã e serena é o caminho para a superação das adversidades.

Vida após a morte

Para os budistas o ser humano está fadado a um ciclo de existências denominado *Sansara* enquanto não atinge o Nirvana, a meta do budismo, no qual rompe com o fardo das sucessivas reencarnações. Segundo a maioria das escolas budistas, a ação do *Sansara* sobre os homens leva aos *carmas*, frutos das leis de causa e efeito secundários às boas ou más práticas. Trata-se de um processo dinâmico de transformação do *eu* em direção à sua dissolução no infinito da existência, onde cessam todos os desejos e angústias e impera a extrema paz.

Os renascimentos podem ocorrer dentro de um sistema cosmológico, composto de seis reinos, três superiores (deuses, asuras e homens) e três inferiores (animais, fantasmas famintos e seres infernais). Os mundos diferenciam-se em relação ao grau de sofrimento, e conforme o indivíduo trilha o Caminho do Meio vai caminhando em direção aos céus e libertando-se do apego e da fixação.

Ritos e práticas religiosas relacionadas à saúde[23]

Os budistas são enterrados ou cremados. Há ritos e costumes próprios nas diversas correntes. Habitualmente, são depositados junto ao caixão do defunto as flores, o arroz, a água e o incenso para a jornada em direção a um novo ciclo de nascimento e morte. A cerimônia do *Powa* é realizada por algumas denominações nos primeiros 49 dias da morte da pessoa e é composta de oferendas e orações para a transferência de consciência do falecido para um círculo mais elevado de renascimento ou, finalmente, para a terra de Buda e a perfeita iluminação.

REFERÊNCIAS

1. Rahner K. Curso Fundamental da Fé: Introdução ao conceito de cristianismo. 4ª ed. Costa, tradutor, A (ed.). São Paulo: Paulus. 2008:60.
2. Puchalski C, Ferrell B, Virani R, Otis-Green S, Baird P, Bull J et al. Improving the quality of spiritual care as a dimension of palliative care: the report of the Consensus Conference (En castellano). Med Paliativa. 2009; 12(10): 885–904.
3. Koenig H, King D, Carson V. Handbook of Religion and Health. 2ª ed. New York: Oxford University Press. 2012.
4. Leonard B, Carlson D. Spirituality in healthcare [Internet]. Center for Spirituality and Healing. 2013 [cited 2017 Apr 28]. p. Learning Modules for Healthcare Professionals. Disponível em: http://www.cshmodules.umn.edu/Integrativehealingpractices/spirituality_rlo__sq_splash.html?runningtitle=Spirituality&AUD=CSH&QUIZ=1&PREVIEW=NO&SCORE_REPORT_URL=https%3A//www.csh.umn.edu/education/online-learning-modules-resources/online-learning-modules
5. Beinert W, Stubenrauch B. Novo léxico da teologia dogmática católica. 1ª ed. Hediger Tradutor MA (ed.). Petrópolis: Vozes. 2015:600.
6. Martins AA. É importante a espiritualidade no mundo da saúde? 1ª ed. São Paulo: Paulus Editora. 2009:61.
7. Bíblia de Jerusalém. 3ª ed. São Paulo: Paulus Editora. 2004. 2 Coríntios 4:16-18.
8. Bíblia de Jerusalém. 3ª ed. São Paulo: Paulus Editora. 2004. Carta de Tiago 5:14-15.
9. Neusner J. Introdução ao Judaísmo. 1ª ed. Rio de Janeiro: Imago. 2004:324.
10. Bulka RP. Judaism on Illness and Suffering. 1ª ed. Indiana: Jason Aronson. 1998:282.

11. Dan CS. Judaism. In: Cobb M, Puchalski CM, Rumbold B (eds.). Oxford Textbook of Spirituality in Healthcare. New York: Oxford University Press. 2012: 63–8.
12. Al-Lahim HM. The Principles of Islam. Murad Tradutor MR (ed.). Riyadh: Cooperative Office for Call and Guidance at Batha. 1995:88.
13. Abdulazi S. Islam. In: Cobb M, Puchalski CM, Rumbold B (eds.). Oxford Textbook of Spirituality in Healthcare. 1ª ed. New York: Oxford University Press. 2012:55–62.
14. Hayek Tradutor S El (ed.). Alcorão Sagrado. Coleção Fo. São Paulo: Folha de S. Paulo. 2010:704.
15. Antes P. Medicine and the Living Tradition of Islam. In: Sullivan LE (ed.). Healing and Restoring: Health and Medicine in the World's Religious Traditions [Internet]. New York: MacMillan Publishing Company. 1989: 173–202. Disponível em: http://hdl.handle.net/10822/828703.
16. Kardec A. O que é o espiritismo? 71ª ed. Araras: IDE; 2008. 186 p.
17. Kardec A. O Livro dos Espíritos: filosofia espiritualista. 93ª ed. Gentile Tradutor S (ed.). Brasília: Federação Espírita Brasileira. 2013:604.
18. Kardec A. O Evangelho Segundo o Espiritismo [Internet]. 131ª ed. Ribeiro Tradutor G (ed.). Brasília: Federação Espírita Brasileira. 2013:410. Disponível em: http://www.febnet.org.br/wp-content/uploads/2014/05/O-evangelho--segundo-o-espiritismo.pdf
19. Moura MA de. O Que é Passe Espírita? [Internet]. 25/02/2013. 2013 [cited 2017 Apr 1]. Disponível em: http://www.febnet.org.br/blog/geral/colunistas/o--que-e-passe-espirita/
20. Harvey P. An introduction to Buddhism : teachings, history and practices [Internet]. 2nd ed. Cambridge (UK): Cambridge University Press. 2013:521. Disponível em: https://toleratedindividuality.files.wordpress.com/2015/10/an-introduction-to-buddhism-teachings-history-and-practices.pdf
21. Gethin R. The Foundations of Buddhism. 1ª ed. Butler C, Evans R, Skorupski J (eds.). Theology. New York: Oxford University Press. 1998:333.
22. Kathleen G. Buddhism: perspectives for the contemporary world. In: Cobb M, Puchalski CM, Rumbold B (eds.). Oxford Textbook of Spirituality in Healthcare. New York: Oxford University Press. 2012.
23. Gyatso K. Living Meaningfully, Dying Joyfully: The Profound Practice of Transference of Consciousness. 1ª ed. Columbia: Tharpa Publications. 1999:238.

Capítulo 6

A espiritualidade na criança com câncer

Erica Boldrini
Dileiny Antunes Geronutti

INTRODUÇÃO E CONCEITOS

Na segunda década do século XX, o denominado *Relatório Flexner* se tornou um paradigma para o ensino superior, e essa nova concepção fortaleceu uma visão individualista e tecnicista da medicina em detrimento de uma perspectiva mais humanística.[1] Desse modo, a atenção do médico se transferiu dos pacientes para a doença. Os pacientes muitas vezes não são chamados por seus nomes, mas pelo nome de suas doenças, tornando-se frequentes as enfermarias de pneumopatas, cardiopatas, nefropatas, com quartos nos quais a história de cada um permanece à parte.

Nesse contexto, a pediatria abre outro universo. Enquanto outras especialidades cuidam de um órgão, aparelho ou sistema, a pediatria cuida de um período da vida. A criança nos abre ao transcendente, à gratuidade do amor, à expansão da existência para níveis mais elevados. O pediatra tem que estar atento a todos os sons e todos os silêncios. Há oportunidade de um olhar ampliado para a criança e a família, no qual os sentimentos se afloram principalmente em situações de intenso conflito. Nesse sentido, a Oncologia Pediátrica é uma especialidade permeada por questões cuja busca por respostas nos leva a uma longa viagem de reflexões.

O câncer se apresenta como uma doença relacionada à morte, levando consigo uma carga de sofrimentos afetando não apenas o indivíduo, mas toda a sua família[2] em razão do estigma que o acompanha,[3] particularmente quando ocorre na infância. Cada família apresenta seus próprios modos de agir ao lidar com o enfrentamento da descoberta do câncer e da hospitalização.[4] Diante desse momento, o câncer infantil exige que os profissionais conheçam o funcionamento da dinâmica familiar, oportunizando a expressão de sentimentos sem prejulgar ou censurar.[5]

Como toda patologia grave, o câncer causa, na criança e na sua família, sofrimento, angústia, dor e medo, acarretando grandes transformações em suas vidas.[6] A partir da confirmação diagnóstica e ao longo do tratamento, o cuidador se confronta com uma dualidade: a cura ou a morte da criança. Nesse contexto, se situam a esperança na eficácia do tratamento e o temor com a possibilidade de morte.

POR QUE TUDO ISSO ESTÁ ACONTECENDO?

Muitos familiares fazem tal indagação preocupados com risco da herança genética; porém, percebe-se que a incerteza que a família vivencia determina a criação de uma situação de sofrimento para a qual não há a precisão de um final, uma vez que não há previsão para a resolução da situação que produz o sofrer.

Eric Cassel define o sofrimento como um estado de estresse grave associado aos eventos que ameaçam a integridade de cada pessoa. O sofrimento afeta as pessoas em toda a sua complexidade, podendo ocorrer em todas as dimensões – social, familiar, física, emocional e espiritual.[7]

Ao considerar que viver é sofrer e que sobreviver é achar significado nesse sofrimento,[8] é possível perceber que a busca por sentido é parte muito importante na experiência do câncer, podendo afetar o enfrentamento e a adaptação da família a esse evento. A maneira pela qual as famílias de crianças com câncer encontram o sentido em suas vidas ainda não está bem entendida pelos profissionais de saúde.

Mediante a análise dos relatos da dor que os membros da família experimentam é possível entender o significado que atribuem ao seu sofrimento, distinguindo cada dimensão que o compõe. Dessas, o domínio espiritual se destaca na busca do sentido e significado da vida.

Temos evidências de que a espiritualidade emerge como componente gerador de esperança para as crianças e suas famílias, ao mesmo tempo os protegendo contra o desespero e auxiliando-os no enfrentamento das dificuldades.[9]

Para lidar com essa situação, o paciente e a família utilizam diferentes estratégias de enfrentamento.[10] Segundo a visão dos autores

Richard Lazarus e Susan Folkman, o enfrentamento envolve o uso de esforços cognitivo-comportamentais no manejo de situações ou demandas internas que excedem os recursos pessoais do indivíduo.[11] A partir dessa concepção, Raquel Panzini e Denise Bandeira definiram *coping* religioso-espiritual (CRE) como o uso de estratégias religiosas ou espirituais para manejar o estresse diário advindo das crises que ocorrem ao longo da vida.[12]

A espiritualidade é uma experiência universal que abrange a essência do que é ser humano, a filosofia do indivíduo, com seus valores e o sentido atribuído à vida. Esforça-se para responder questões sobre o infinito e entra em evidência quando esse ser se encontra em situações de estresse emocional, buscando sentido para os acontecimentos. Produz comportamentos e sentimentos de esperança, amor e fé em uma perspectiva de transcendência que pode ou não levar a práticas religiosas.[13]

As díades existenciais – cura ou doença, vida ou morte, esperança ou desesperança –, às quais o cuidador está submetido, refletem tanto uma expectativa positiva de permanecer com a criança, como a negativa, de perdê-la para sempre. O confronto com a finitude em uma fase tão precoce da vida gera grandes conflitos interiores.

De todas as experiências humanas, nenhuma é mais importante em suas implicações do que a morte, a qual nos expõe e nos desnuda por completo. Frente a ela, somos obrigados a repensar a vida, nossos afetos, nossos valores e nossa visão do mundo. Quando se fala em morte, apesar de ser um fenômeno intrínseco à vida, a probabilidade de tal evento acontecer gera sempre sensação de medo e incertezas a respeito do futuro.[14]

COMO DEVE SER FEITA A ABORDAGEM ESPIRITUAL?

O atendimento à criança e ao adolescente envolve interações multidimensionais complexas entre médico, equipe de saúde, pacientes, pais ou responsáveis, comunidade e sistema de saúde, que são inseparáveis no momento da tomada de decisão e manejo terapêutico. Esse atendimento é fortemente afetado por crenças e valores, desigualdade social, avanços tecnológicos e questões morais, resultando em vivências que, muitas vezes, são geradoras de dilemas[15] que podem estar relacionados à espiritualidade.

Na abordagem do tema com as famílias, sugere-se que se colha uma história espiritual, centrada em suas crenças, que deve ser documentada no prontuário e, se houver necessidade, fazer referências ao capelão ou a outro líder religioso. Uma maneira simples de começar a compreender o sofrimento na situação de doença é solicitar narrativas e examinar o seu conteúdo, identificando os significados atribuídos à experiência do adoecer, as necessidades de transcender o sofrimento, a maneira de perceber o ambiente à sua volta, as práticas espirituais que valorizam e o eixo global em torno do qual se constrói sua história. Para isso, a equipe tem que ser treinada em comunicação verbal e não verbal.

Já as crianças possuem formas distintas de expressão. Por exemplo; falam sobre ou desenham seres mágicos (anjos, fadas, monstros) e, simbolicamente, por meio deles expressam seus medos, suas ideias preconcebidas, suas experiências e suas fantasias. Parece apropriado tentar compreender a espiritualidade com essa abordagem do desenvolvimento cognitivo. Pelo fato brincar, a criança vai encontrando formas de nomear o inominável.[16]

Outras atividades possíveis são: jogos de palavras (por exemplo: Deus, Céu, Esperança...) em que podemos explorar os significados de cada uma; explorar sonhos ou frases do tipo "Por que comigo?", "Eu quero...", "Eu gostaria..."; discutir os sentimentos quando se fala que "quer ir embora". Ao partimos dessas referências, pode ser reconhecido o sofrimento, entender melhor os medos e as preocupações, proporcionando reflexões e auxiliar a encontrar significados.[17]

"Isso não pode estar acontecendo"

Os pais projetam nos filhos seus desejos de vida e de futuro. Quando se recebe a notícia de um diagnóstico de doença grave que pode até levar à morte com brevidade, entra-se em torpor, é como se aquilo não fosse real, e passando-se a vivenciar o luto antecipatório.

A perda de um filho é como se o tempo parasse, abre-se um buraco que engole o passado e o futuro. É uma bofetada às promessas feitas ao nascer. O vazio que se abre é tão angustiante que nem sequer há um nome para tal situação. Aparece a blasfêmia: "Onde está Deus que permitiu essa tragédia?" "Como continuar servindo a um Deus que não evitou a morte de uma criança?"

Comunicação em espiritualidade

Quando o paciente é uma criança, nem sempre é fácil uma comunicação honesta e de qualidade, mas as evidências sugerem que as crianças com doença terminal têm benefício em falar sobre sua morte iminente. Kreicbergs e cols.[18] demonstraram que nenhum pai que falou com seu filho sobre morte iminente se arrependeu, enquanto 27% dos que não falaram acabaram se arrependendo, e isso os levou à contínua ansiedade e depressão.

Como alguém consegue trabalhar com crianças com câncer?

Essa frase é muito ouvida por todos os oncologistas pediátricos. A doença de uma criança, especialmente a crônica, é uma situação que aponta para a fragilidade humana. O médico que se dedica a tal prática precisa de uma forte base técnico-científica e, como lastro, uma formação humanística e bioética consistente.[19] A formação humanística implica necessidade de autoconhecimento e envolve a consciência do outro e de seus valores no que tange aos significados que atribui à vida. O reconhecimento da espiritualidade no cuidado à saúde serve como fonte de fortalecimento para o enfrentamento da doença, incentivando comportamentos saudáveis e fornecendo interações sociais.

O cuidado do profissional de saúde consigo parece influenciar a disposição desse profissional para cuidar do próximo, especialmente ao oferecer atenção voltada aos aspectos espirituais. Resultados de pesquisas mostram que cuidar do outro conduz ao autoconhecimento e, ao descuidar-se de si, pode-se também descuidar-se do outro.[20]

A criança tem consciência de sua própria morte? É possível falar de morte para uma criança com câncer?

A maioria dos estudos que avaliam como as crianças elaboram o conceito de morte o relaciona com o desenvolvimento cognitivo. Piaget conceituou o desenvolvimento como processo de "equilibração progressiva" (passagem de um estado de equilíbrio para um desequilíbrio, resultando em um equilíbrio superior).[21]

David Elkind, com base nos estudos de Piaget, afirma que, dos 2 aos 7 anos, as crianças se encontram no estágio do pensamento pré-operacional e, dos 7 aos 12, no estágio do pensamento operacional concreto, significando que as crianças ainda não desenvolveram plenamente a capacidade de pensar de forma abstrata para o desenvolvimento de ideias e concepções em relação à espiritualidade.[22]

Pontua-se que, embora as crianças nesses estágios elas não apresentem dor espiritual da maneira que os adultos a compreendam, pode-se abordar a espiritualidade por meio de histórias infantis, ao imaginar, por exemplo, belos mundos pelos quais se chega através de um caminho dourado de sol, pressupondo-se que seu espírito irá para um mundo espiritual que se acredita existente.

O autor húngaro *Útmutató* a Léleknek faz uma interessante comparação entre as dúvidas flagradas na vida intrauterina e as que são próprias do questionamento sobre o pós-morte. Analogias como essa nos ajudam a explicar para a criança conceitos sobre a vida e a morte. Existe uma curiosidade natural, ou seja, uma procura por respostas para suas dúvidas e inquietações. A compreensão que daí se depreende não depende só da idade, mas também de aspectos sociais, psicológicos, intelectuais e experiência de vida.

Pesquisas na área de tanatologia infantil identificaram que as crianças percebem o perigo da morte quando doentes e que utilizam a linguagem verbal ou não verbal para expressar esse conhecimento. A percepção de mudanças corporais provocadas pela progressão da doença se reflete em sentimentos de intensa angústia pela perspectiva de aniquilamento do *self*. É preciso dar à criança um lugar de continência e de escuta à dor e ao sofrimento diante da inevitabilidade da morte.

A espiritualidade da criança é uma imitação do que ela vê nos adultos ou é algo que ela própria cria? A ideia que a criança tem da morte e da transcendência é a mesma do adulto?

Tais questionamentos se prestam a enfatizar que a manifestação da espiritualidade da criança não está relacionada apenas com a fase de seu desenvolvimento cognitivo. A partir de sua entrada na linguagem, no comunicado, a criança se situa como sujeito do inconsciente, o que equivale a dizer que a concepção de sua espiritualidade, apesar de receber influências daqueles que participam do seu cuidado, está relacionada diretamente à sua própria constituição subjetiva.

Eisemberg e cols. concluíram que o senso de espiritualidade na criança ou o engajamento em alguma comunidade religiosa pode promover um enfrentamento estratégico positivo frente à doença.[23] Segundo Barnes,[24] as tradições religiosas podem desempenhar vários papéis na vida das crianças, como, por exemplo, fornecer estrutura para o desenvolvimento moral e para a socialização da criança em diferentes ideais de personalidade, comportamento e influências a respeito da doença e do sofrimento, enfrentamento e cura, questões essas de grande relevância para o bem-estar infantil.

Já o adolescente passa por significativas mudanças físicas, sexuais, emocionais, sociais e culturais. Nesse período, busca novos papéis sociais, definição de sua personalidade e sua independência, e em situações em que se vê fragilizado é comum o retorno ou a procura pelo apoio dos pais. Além disso, percebe-se a importância do apoio das redes sociais às quais o adolescente pertence. Quando vivenciam uma doença grave como o câncer, ele é levado a um maior autoconhecimento, a repensar suas vidas e a redescobrir valores, colocando-se como principal personagem da sua história. Nas situações que representam risco à vida, o credo na existência de um Deus ou Ser supremo é intensificado, e a busca pelo milagre causado pelo poder da fé é tido como o mais importante e, talvez, o último dos recursos disponíveis para a reversão do quadro patológico.[25] Além disso, o adolescente não está emocionalmente preparado para lidar com a iminência da morte, o que pode intensificar sua procura pelo milagre da cura.[26] Diante da perspectiva da morte, ele apresenta dor psíquica e dor espiritual, enquanto as crianças menores, apenas a dor psíquica, representada pelo humor depressivo vinculado à angústia de separação.

Na atenção total à criança e à família, a espiritualidade e a religiosidade devem estar presentes como instrumento comunicacional e força que podem influenciar positivamente o processo saúde-doença. Trata-se de uma área repleta de desafios, preconceitos e mistérios, o que faz com que o estudo da espiritualidade se torne entusiasmante, pois permite adentrar em campos ocultos, almejando entendê-los.

REFERÊNCIAS

1. Flexner A. Medical Education in the United States and Canada Bulletin Number Four (The Flexner Report). Carnegie Bulletin. New York: The Carnegie Foundation for the Advancement of Teaching. 1910:364.
2. Salci MA, Marcon SS. Após o câncer: uma nova maneira de viver a vida. Rev Rene. 2011; 12(2):374–83.
3. Karkow MC, Giradon-Perlini NMO, Stamm B, Camponogara S, Terra MG, Viero V. Experience of Families Facing the Revelation of the Cancer Diagnosis in One of Its Integrants. REME Rev Min Enferm [Internet]. 2015; 19(3):741–6. Disponível em: http://www.gnresearch.org/doi/10.5935/1415-2762.20150056
4. Duarte M de LC, Zanini LN, Nedel MNB. O cotidiano dos pais de crianças com câncer e hospitalizadas. Rev Gaúcha Enferm [Internet]. 2012; 33(3):111–8. Disponível em: http://www.scielo.br/scielo.php?script=sci_arttext&pid=S1983-14472012000300015&lng=pt&nrm=iso&tlng=en
5. Firmino CDB, Sousa MNA de. Sentimentos e vivências de familiares em frente ao diagnóstico de câncer na criança. Rev Bras Pesq Saúde. 2013; 15(2): 6–12.
6. Santos LMP, Gonçalves LL. Crianças com câncer: desvelando o significado do adoecimento atribuído por suas mães. Rev enferm UERJ. 2008; 16(2):224–9.
7. Cassel E. The nature of suffering and the goals of medicine. N Engl J Med. 1982; 306(11):639–45.
8. Frankl V. Em busca do Sentido: um psicólogo no campo de concentração. 25ª ed. Schlupp WO, Aveline CC T (ed.). Petrópolis: Vozes. 2008.
9. Angelo M. Ouvindo a voz da família : narrativas sobre sofrimento. O Mundo da Saúde. 2010; 34(4):437–43.

10. Fornazari SA, Ferreira RER. Religiosidade/Espiritualidade em Pacientes Oncológicos: Qualidade de Vida e Saúde. Psicol Teor e Pesqui. 2010; 26(2):265–72.
11. Folkman S, Lazarus RS, Gruen RJ, DeLongis A. Appraisal, coping, health status, and psychological symptoms. J Pers Soc Psychol. 1986; 50(3):571–9.
12. Panzini RG, Bandeira DR. Spiritual/religious coping. Rev Psiq Clín. 2007; 34(supl 1):126–35.
13. Giovelli G, Lühring G, Gauer GJC, Calvetti PÜ, Gastal R, Trevisan C et al. Espiritualidade e religiosidade: uma questão bioética? Rev Sorbi [Internet]. 2008;1(5):1–12. Disponível em: http://www.sorbi.org.br/revista/5/Espiritualidade.pdf
14. Naraiane de Araujo K, Oliveira de Sousa AT, Rúbia J, De F, França S, Gomes IP et al. Percepções Maternas Acerca Do Enfrentamento Diante Do Câncer. Rev enferm UFPE line, Recife. 2014; 8(5):1185–91.
15. Guedert JM, Grosseman S. Abordagem dos problemas éticos em pediatria: sugestões advindas da prática. Rev Bras Educ Med. 2011; 35(3):359–68.
16. McSherry W, Smith J. How do children express their spiritual needs. Paediatr Nurs. 2007; 19(3):17–20.
17. Amery J. How I do offer spiritual care to families? In: Amery J (ed.). A really practical handbook of Children's Palliative care or Doctors and Nurses Anywhere in the World. 1a ed. United States: Lulu Publishing Services. 2015:157–61.
18. Kreicbergs U, Valdimarsdóttir U, Onelöv E, Henter J-I, Steineck G. Talking About Death with Children Who Have Severe Malignant Disease. N Engl J Med [Internet]. 2004; 351(12):1175–86. Disponível em: http://www.nejm.org/doi/pdf/10.1056/NEJMoa040366
19. Siqueira JE de. O ensino de ética no curso de medicina. Rev Assoc Med Bras. 2003; 49(2):128.
20. Dezorzi LW, Da Graça M, Crossetti O. A espiritualidade no cuidado de si para profissionais de enfermagem em terapia intensiva. Rev Latino-Am Enferm [Internet]. 2008; 16(2). Disponível em: www.eerp.usp.br/rlae
21. Piaget J. A Construção do Real na Criança. Cabral Tradução Á (ed.). Rio de Janeiro: Zahar; 1970. 360 p.
22. Elkind D. Crianças e adolescentes: Ensaios interpretativos sobre Jean Piaget. 2nd ed. Rio de Janeiro: Zahar. 1975:188.
23. Freud S. O Futuro de uma Ilusão. In: O Futuro de uma Ilusão, O mal-estar na civilização e outros trabalhos. vol 21. Rio de Janeiro: Imago. 1974:15–74.
24. Barnes LL, Plotnikoff GA, Fox K, Pendleton S. Spirituality, religions and pediatrics: intersecting worlds of healing. Pediatrics [Internet]. 2000; 104(6):899–908. Disponível em: http://www.ncbi.nlm.nih.gov/pubmed/11044142
25. Rzeznik C, Dall´Agnol CM. (Re) Descobrindo a Vida Apesar do Câncer. Rev Gaúcha Enferm. 2000; 21:84–100.
26. Rezende AM, Schall VT, Modena CM. O "adolescer" e adoecer: vivência de uma adolescente com câncer. Aletheia. 2009; 30:88–100.

PARTE II

A espiritualidade na prática assistencial

Capítulo 7

A espiritualidade do profissional de saúde e seu papel no vínculo empático

Felipe Moraes Toledo Pereira

INTRODUÇÃO

A espiritualidade, enquanto componente da pessoa humana, vem ganhando progressiva relevância no contexto dos cuidados em saúde, particularmente no atendimento aos pacientes oncológicos. No resgate dessa dimensão do cuidado, o profissional de saúde se coloca diante de questões que problematizam o papel de sua própria espiritualidade nesse processo. "Não gosto desse tema, posso me abster de participar?" "Preciso ser espiritualizado ou ter uma religiosidade bem desenvolvida para abordar o paciente"? "É possível agir de forma neutra?" "Como minha espiritualidade influencia o cuidado e, se isso ocorre, como fazer para que seja de forma positiva?" Essas são questões importantes e que muitas vezes embasam a relutância de determinados profissionais quando aderem a modelos assistenciais que incluam a espiritualidade.

CUIDAR DA ESPIRITUALIDADE DO PACIENTE É UMA OPÇÃO QUE DEPENDE DA ESPIRITUALIDADE DE CADA PROFISSIONAL DE SAÚDE?

O cuidado espiritual não é opção, é pressuposto ético. A existência humana é relacional, social e cósmica. Em seu caminhar, o ser humano constrói uma trajetória com base nas relações que estabelece consigo, com a sociedade, com a natureza e com o transcendente. A saúde, entendida como o estado de pleno bem-estar e não apenas como ausência de doença, depende da qualidade desses relacionamentos. Os vínculos que o indivíduo constrói, permitindo-lhe articular sua existência em um plano maior, têm papel central na percepção do próprio eu e seu significado, influindo diretamente no processo saúde-doença.[1]

Evidentemente, a construção de um modelo biopsicossocial de atendimento, em progressiva instalação desde meados do século XX, levará essas relações em conta ao estabelecer as metas de cuidado ao paciente. No escopo dessa perspectiva holística de pensar e agir em relação ao outro, passa-se a ver, paulatinamente, o desvelamento da espiritualidade como importante campo a ser estudado e abordado, pois em última instância é nessa dimensão que encontramos o significado e o sentido mais profundo da existência do ser.

E se "o alvo de toda a atenção de quem cuida é a saúde do ser humano, em benefício da qual deverá agir com máximo de zelo e o melhor de sua capacidade profissional",[2] há o dever ético e moral emergente de que também a espiritualidade esteja inserida no conjunto das preocupações do atendimento integral aos pacientes. Não se trata, portanto, de encarar a espiritualidade como uma área de cuidado opcional, dissociada do conjunto da assistência, mas como parte visceral das metas propostas ao restabelecimento da saúde das pessoas. O reflexo desse entendimento é a exigência, cada vez mais frequente, das comissões de acreditação de que a capelania hospitalar esteja presente e inserida na equipe multidisciplinar.

Outro ponto importante é que esse cuidado espiritual deve ser independente da subjetividade, do interesse ou da formação religiosa dos indivíduos envolvidos no atendimento. Os protocolos de ação devem ser institucionais e centrados no paciente em sua trajetória, em suas demandas, em suas reais necessidades e na maneira como lida com elas. Embora seja impossível haver cuidado espiritual imparcial, ou seja, totalmente isento das características da espiritualidade daquele que cuida, deve-se eticamente minimizar ao máximo essa influência, cujo fruto mais amargo é o proselitismo.

Como qualquer cuidado em saúde, o suporte à espiritualidade exige, além da imparcialidade, um vínculo empático. Essa ligação visa diagnosticar e encaminhar o atendimento às principais necessidades espirituais: significado, propósito, amor e perdão. Sem a empatia adequada, dificilmente essas questões profundas virão à tona no trajeto do adoecimento, perdendo-se o caráter holístico e ético do cuidar.

COMO ATUAR DE MANEIRA A NÃO DEIXAR QUE VALORES PESSOAIS, INCLUINDO A PRÓPRIA ESPIRITUALIDADE, SEJAM IMPOSTOS AO PACIENTE?

A espiritualidade possui critérios éticos particulares que norteiam o vínculo empático e impedem a distorção do cuidado espiritual. A seguir, estão dispostas as linhas gerais da construção de uma terapêutica satisfatória e eficaz no âmbito da espiritualidade.[3]

Cuidado centrado no paciente

O cuidado espiritual deve estar centrado nas necessidades reais e concretas dos pacientes. Cada indivíduo possui características próprias no seu relacionamento com o transcendente, manifestando suas inquietações de formas distintas e particulares. Não convém impor nenhum tipo de suporte espiritual que não esteja direcionado para as dificuldades individuais daquele que sofre, sob o risco de gerar maior desconforto ou suscitar dúvidas e questionamentos impróprios ao momento vivido. Destaca-se, ainda no âmbito da centralidade do paciente, a importância da confidencialidade no trato do sofrimento espiritual, pois não raramente os temas nessa área envolvem questões familiares, sentimento de culpa, tabus e memórias que nem sempre podem ser partilhados fora de um vínculo profissional de cumplicidade e sigilo absoluto.

Holismo

Os sofrimentos espirituais no adoecimento estão, inevitavelmente, vinculados ao curso da patologia e à história do indivíduo, sendo fundamental observar a completude da situação vivida para contextualizar a assistência espiritual. Não se pode, por exemplo, diante de uma situação de terminalidade, oferecer um suporte espiritual com base na perspectiva de uma melhora clínica triunfante e mágica, o que poderá gerar mais sofrimento e desesperança no caso de haver um desfecho desfavorável. O holismo deve ser fortemente estimulado nas equipes de capelania hospitalar, principalmente naquelas não integradas ao corpo multiprofissional de assistência. Quanto mais as pessoas envolvidas com o paciente estão em sincronia, melhor articulam e confluem seus cuidados.

Discernimento

Discernir o momento certo de questionar, encaminhar e tratar temas relacionados à espiritualidade é um desafio para a equipe, pois, embora o treinamento profissional possa oferecer ferramentas e técnicas para abordar questões referentes aos âmbitos espiritual e religioso, nem sempre é fácil identificar o momento certo para trazê-las à centralidade da assistência e o fazer de maneira leve, progressiva e natural. Identificar as pistas encontradas no vínculo empático favorece o discernimento de como e quando progredir no diagnóstico e no tratamento do sofrimento espiritual.

Acompanhamento

No despertar da espiritualidade podem ser reveladas feridas dolorosas, profundas e de difícil cicatrização. No vínculo empático que se estabelece, o profissional de saúde deve estar disposto a seguir seu paciente de maneira contínua e prolongada, respeitando o processo de ressignificação e seguindo suas etapas de maneira atenta. Particularmente quando a perspectiva da morte está presente, o acompanhamento é ainda mais premente, pois torna próximo o mistério da finitude que envolve e confronta a todos com a solidão de uma viagem que, inevitavelmente, é feita sem acompanhantes. Trata-se de estar ao lado, como em uma estação de trem, aguardando a partida, mas acolhendo dúvidas, angústias, ansiedades e fantasias sobre o destino ao qual se segue.

Tolerância

A pluralidade religiosa torna a assistência espiritual ainda mais desafiadora. Diante de tantas formas de pensar, viver e experimentar o "sagrado" e o "transcendente", forma-se um grande mosaico composto pelas expressões pessoais da espiritualidade dos pacientes. Deve-se evitar padronizá-las, rotulá-las de forma primária ou simplista ou, ainda, modificá-las. A tolerância é justamente o exercício de entender as manifestações da espiritualidade do outro, respeitando-as independentemente das suas características, dos seus ritos e princípios, e buscando canalizá-las em prol da assistência. No entanto, deve-se estar sempre vigilante para adaptar determinadas incursões religiosas ao contexto vivido, de maneira delicada e ponderada. Nesse sentido, o papel do capelão interconfessional inserido na equipe é central. O proselitismo deve ser duramente combatido na assistência espiritual, pois se trata de uma intervenção violenta, dolorosa e inoportuna que fere aquele que adoece, pois coloca em xeque, em questão, muitas das balizas que nortearam sua construção de significado e sentido. Não se trata de negar a possibilidade de conversões, presentes nas dinâmicas de diversas religiões, mas de colocá-las como fruto exclusivo da demanda livre, pessoal e independente do paciente.

HÁ CERTOS VALORES DENTRO DA ESPIRITUALIDADE QUE PODEM SER TRANSFERIDOS DE FORMA ÉTICA E FAVORECER O CUIDADO?

Determinadas virtudes são essenciais ao vínculo terapêutico em espiritualidade. Sem cultivarmos uma espiritualidade rica em determinadas virtudes, torna-se difícil ofertar atitudes de assistência espiritual que atendam às exigências e às expectativas daquele que adoece. Seguindo de perto o modelo proposto por Taylor e cols.[4] pode-se listar algumas destas principais virtudes associadas ao cuidado espiritual: compaixão, sabedoria, disponibilidade, empatia, altruísmo e prudência.

- **Compaixão:** trata-se de "sofrer em si o que lhe é alheio", é estar com o outro no sofrimento, estar com o outro na "paixão", nos extremos da vida. A compaixão permite compartilhar o sofrer, aliviando aquele que padece. Exige autenticidade para que transmita sinceridade, compromisso real de estar ao lado e ajudar. Essa virtude está no coração da "regra de ouro" que perpassa boa parte das tradições religiosas: "Faça aos outros o que gostaria que fizessem para ou com você."
- **Sabedoria:** o tempo, a experiência, o contato humilde e disposto ao aprendizado com os pacientes trazem uma virtude bastante cara e rara aos profissionais de saúde de hoje: a sabedoria, que nasce do cotidiano, do labor diário, que não se transmite por livros ou manuais. Nas palavras da poetisa Cora Coralina, "a sabedoria se aprende com a vida e com os humildes". O cuidador que alimenta a sua própria espiritualidade com a sabedoria estará tranquilo e sereno, mais preparado para lidar com o sofrimento espiritual alheio.
- **Disponibilidade:** não existe cuidado espiritual sem que se reserve o próprio tempo para estar com o doente. A abordagem da espiritualidade é exigente e necessita que o profissional de saúde esteja disposto à hospitalidade, ao acolhimento e à receptividade. Corpo e alma disponíveis ao outro, com todas as auguras consequentes dessa decisão. O caminho não é linear e não há roteiros predefinidos. O diagnóstico e a terapêutica possuem ritmos próprios, o que exige estar motivado e disponível.

- **Empatia:** semelhante à compaixão, a empatia é uma atitude por meio da qual uma pessoa se coloca no lugar da outra, reconhecendo o sentimento alheio. Quanto mais se tenta compreender o outro e estar em seu lugar, mais chance terá de ser bem-sucedida uma intervenção em espiritualidade. Por vezes, existem semelhanças e congruências entre a espiritualidade do paciente e do profissional, permitindo a construção de vínculos empáticos profundos que facilitam a comunicação, a troca de experiência e o cuidado.
- **Altruísmo:** essa virtude está na contracorrente do mundo de hoje, está na oposição ao egoísmo e ao individualismo reinante nas relações humanas. O mundo da saúde se propõe a ser um bastião de resistência ao colocar o altruísmo como a chave da virtude. Trata-se de se despojar em prol do outro. Esse é também tema recorrente nas tradições religiosas ocidentais, como no judaísmo e no cristianismo. A pessoa altruísta coloca com mais clareza as necessidades daquele que sofre à frente das próprias angústias, vencendo o desânimo e o cansaço para acolher as demandas espirituais alheias.
- **Prudência:** atua sobre a razão para discernir em todas as circunstâncias o verdadeiro bem e a escolher os justos meios para o atingir. Ela conduz a outras virtudes, indicando-lhes a regra e a medida, evitando iatrogenias.

Como cuidar da própria espiritualidade?

Cuidar do outro com atenção à espiritualidade implica sair de uma área de conforto e adentrar um mundo particular e íntimo, enfrentando nos conflitos do outro as próprias incertezas de propósito e sentido inerentes à natureza humana. Trata-se de um terreno assistencial repleto de desafios que podem resultar em traumas, conflitos morais e hostilidades diversas.

Os frutos dessas turbulências são conhecidos e bem descritos na literatura – ansiedade, tristeza, depressão, insônia, fadiga e outras manifestações psicossomáticas –, as quais constituem uma miríade de problemas nascidos do esgotamento com o cuidado.[5]

Em sua obra *Escolhas*,[6] a autora Vera Weissheimer, profissional de capelania hospitalar, defende a necessidade de um Solo Sagrado, de um espaço interior (que também pode se projetar em um local físico determinado), no qual o profissional possa encontrar uma fonte de vivacidade para sua espiritualidade, renovando sua disposição e favorecendo mecanismos de ressignificação. Em suas próprias palavras:

"Uma árvore, por mais frondosa que seja, não sobreviverá a um vento forte se não tiver raízes profundas."

Delimitar, cuidar e proteger esse Solo Sagrado envolve oração, meditação, contemplação, música, arte, literatura, ou seja, trata-se de buscar recursos que alimentem uma espiritualidade sadia, estando ou não inserida em determinada religiosidade, para que possam ser dadas a conhecer a serenidade e segurança na assistência espiritual.

REFERÊNCIAS

1. Roese A. The current spiritual situation : spirituality and responsibility as meanings to human health. In: X Seminário de Psicologia e Senso Religioso. Curitiba: PUCPR. 2015:1–6.
2. Medicina CFDE. Código de Ética Médica. Resolução CFM nº 1.931, de 17 de setembro de 2009. Conselho Federal de Medicina – Brasília: Conselho Federal de Medicina, 2010.
3. Sulmasy DP. Ethical principles for spiritual care. In: Cobb M, Puchalski CM, Rumbold B (eds.). Oxford Textbook of Spirituality in Healthcare. 1ª ed. New York: Oxford University Press. 2012:465–70.
4. Taylor CR. The Morality Internal to the Practice of Nursing. Dissertation. Georgetown University. 1997.
5. Halifax J. The Precious Necessity of Compassion. J Pain Symptom Manag. 2011; 41(1):146–53.
6. Weissheimer VC. Escolhas. 1ª ed. São Leopoldo: Oikos. 2011:102.

Capítulo 8

Como identificar a demanda espiritual em meio ao sofrimento psíquico?

Paulo Antônio da Silva Andrade

INTRODUÇÃO

Por muito tempo, no ambiente acadêmico, quaisquer das questões ligadas à espiritualidade, religião ou transcendência eram vistas como algo vindo de pessoas ingênuas, iletradas, supersticiosas e, portanto, suas crenças precisavam ser expurgadas por meio da escolarização e do conhecimento cientifico, o único realmente válido e digno de fé.

Atualmente, várias universidades importantes já contemplam cursos ou disciplinas nas áreas de ciências humanas dedicadas à história das religiões, filosofia da religião, psicologia da religião, entre outras. Contudo, na área da saúde, isso ainda ocorre de forma insuficiente.

Por essa razão, no Brasil, a prática assistencial hospitalar voltada para considerar ativamente as demandas espirituais dos pacientes ainda é incipiente, mesmo que seja bastante reconhecida, por meio de pesquisas em todo o mundo, a importância desse elemento fundamental do cuidado integral aos pacientes.

As religiões e seus textos sagrados oferecem sentido e valor inesgotável para a vida e cultura, convidando cada pessoa a ir além de si mesma e dirigir-se ao encontro do Absoluto por meio das mais diversas vias e práticas espirituais indissociáveis das fibras da vida quotidiana.

Por outro lado, a ciência se apresenta com seu arsenal técnico e com explicações para quase tudo, mas não é capaz de fornecer ou encontrar sentido algum para a existência do universo ou da vida humana. Tudo seria apenas obra do acaso, destinado... ao nada. A técnica visa apenas à eficácia.

Verificam-se assim dois enfoques bastante diversos a respeito da natureza e do lugar do ser humano no universo fenomênico. Todavia, é necessário enfatizar tal distinção entre esses dois campos.

A religião, fundada sempre sobre a experiência de encontro com a alteridade radical do sagrado, vê se abrirem os *sentidos* para a existência humana, do universo e de tudo o que ele contém. Descortina-se um sentido para o início e para o fim de todo o cosmos, incluindo aí o ser humano que deve se colocar a caminho de seu destino último.

Desse modo, para as religiões, o ser humano é sempre um peregrino, um expatriado que se encontra em êxodo permanente rumo ao encontro daquilo que concebe como Absoluto.

Já a ciência positivista busca, por meio da observação e mensuração dos fenômenos *naturais*, desvendar seus mecanismos internos de causa e efeito para, a partir disso, construir *explicações* e desenvolver métodos de intervenção que sejam eficazes: a técnica.

Dessa maneira, nota-se no ser humano um anseio fundamental de constituição de *sentido e destinação* para tudo aquilo que o rodeia, assim como para a vida mesma em seu mistério. Paralelamente a isso, coexiste o desejo de conhecer o funcionamento das coisas, dando a elas *explicações* racionais que possibilitem a criação de técnicas de transformação do ambiente.

Essas duas dimensões, a atribuição de *sentidos* e a construção de *explicações*, não são excludentes como se quis acreditar durante muito tempo, mas uma complementa a outra e ambas agem no mundo e transformam a realidade de modos distintos.

No dizer do filósofo Galimberti:[1] "... A técnica não tende a um objetivo, não promove um sentido, não abre o cenário de salvação, não redime, não revela a verdade: a técnica *funciona*."

Diante de tais considerações, cito o que ouvi, certa vez, de um médico pelos corredores do hospital: "A medicina pode colocar dias na vida de uma pessoa, mas não pode colocar vida nos dias dela."

Eis aí o ponto.

O cuidado que nos é exigido como pessoa e como profissional da saúde ultrapassa as possibilidades dadas pela aplicação de técnicas e pelo discurso da racionalidade que tudo (ou quase tudo) explica e controla. Somos continuamente chamados a ir além da técnica. Somos chamados a auxiliar no encontro e na criação de sentidos para o sofrimento e a vida, pois não basta "colocar dias na vida de alguém" sob o risco de produzirmos vidas sem sentido – vidas em agonia.

Vivemos em uma era de hipertrofia da racionalidade e da técnica suprimindo (ou ocupando?) o lugar reservado ao Mistério, ao Sagrado, ao mais além, ao sentido profundo do existir, tornando nossa vida superficial e tarefeira.

A esse propósito, Evilázio Teixeira,[2] discutindo o trabalho de Galimberti,[1] *Psiche e techne*, nos diz:

> "A condição moderna do sujeito considerava a história como a história do progresso, isto é, a história da progressiva objetivação do mundo. O escopo do sujeito moderno era tornar tudo objeto e, portanto, tudo controlado. Tudo quer dizer qualquer realidade, seja ela material, seja psíquica, pela qual a ciência era finalizada à técnica."

Desse modo, torna-se necessário nos utilizarmos de concepções de ser humano que superem o reducionismo mecanicista e nos permitam abarcar de maneira mais justa a grande complexidade da vida humana.

Se a expressão religiosa é um fato que emerge em todas as culturas humanas[3] há pelo menos 70.000 anos,[4] ela deve ser compreendida em seu próprio registro – que não é o de causa e efeito, mas sim o registro do "ser" e a partir desse registro (ontológico) é que podemos falar de espiritualidade.

Uma perspectiva de concepção do ser humano que contemple a dimensão ontológica vem sendo oferecida pelas ciências humanas ao considerá-lo como ser aberto e paradoxal:

> "A vida humana ou a carne do corpo humano não se comporta igualmente como a carne da natureza. Só ela pode se tocar e se ver e nisto se apreender como sujeito pessoal e não como objeto. Esta abertura a si mesmo, este narcisismo do Ego, não é fechamento em si mesmo, pois ele é o indicativo de que este Ser Carnal humano é essencialmente abertura a si, ao outro, ao mundo e à transcendência."[5]

De modo semelhante, Eduardo dos Santos diz:

> "O humano pergunta pelo sentido da vida; por isso se abre transcendentalmente e se relaciona verticalmente com o Mistério. Pergunta pelo mundo; por isso se abre à sua dimensão horizontal que o constitui como corporeidade relacional".[6]

Nosso corpo lúcido, sensível, uno em seu ser e aberto ao outro e à transcendência tem seu preço: revela-nos a instabilidade e a precariedade de nossa existência, assim como o anseio de mais ser. O corpo visto apenas como funcional é corpo bruto, colocando o ser em risco de queda no infinito – agonia impensável.

O professor Gilberto Safra compreende a transcendência presente no ser humano também a partir dessa originária abertura ao outro: "Na psicanálise de orientação winnicottiana, essa questão é abordada por meio da compreensão de que o bebê necessita da sustentação (*holding*[1]) para não despencar na experiência do cair para sempre. (infinito potencial)."[7]

Tal questão faz referência à condição originária do ser humano e, portanto, presente também no adulto. "O ser humano necessita sempre de sustentação ofertada por outro."[8]

Essa abertura fundamental originária, lugar da transcendência e do vazio em nós, demanda a presença viva e devotada do outro e isso pode ser reconhecido de modo especial no ambiente hospitalar.

A DEMANDA ESPIRITUAL EM MEIO AO SOFRIMENTO PSÍQUICO

A comunicação do diagnóstico oncológico, talvez mais do que qualquer outro tipo de doença, faz com que a pessoa se depare com a questão da finitude, sendo comum a descrição do impacto dessa notícia com expressões do tipo: "Senti como se o chão se abrisse sob meus pés" ou "Quando o médico me falou que eu estava com câncer, foi como se o teto caísse na minha cabeça." São expressões que revelam a experiência de perda de sustentação e o temor de queda infinita. Rompimento da estrutura do tempo-espaço que abriga e situa o ser. Momento geralmente descrito como desespero e que em vários casos pode levar à depressão ou, no extremo, ao uso de defesas psicóticas contra a agonia.

É de fundamental importância a presença tanto de familiares, quanto de profissionais da saúde, que possam ofertar seu cuidado devotado e confiável ao longo do tempo de tratamento, pois há uma necessidade nunca desprezível de fontes de estabilidade e segurança.

A lucidez excessiva a respeito de nossa condição de finitude pode gerar ameaça de aniquilação que, muitas vezes, é sentida como encontro com o horror, com o terrorífico e o temor de dispersão de si. Diante de situação tão perturbadora e delicada surge o apelo de urgência e de socorro imediato, grito às vezes emudecido e amplificado por

[1] *Holding*: É o oferecimento de sustentação, não só física, mas de segurança, aconchego, confiabilidade que se mantém ao longo do tempo e do espaço, aguardar a superação das hesitações.

sintomas. A necessidade do outro aqui é inquestionável, incluindo os apelos a Deus, à religião, às orações etc.

O movimento em direção à religiosidade tem o fito de "religar-se", estar junto, anseio de comunhão e proteção junto ao divino e à comunidade para suportar a travessia de mar tão tempestuoso sem se sentir paralisado, o que é um risco sempre presente. Outro aspecto que poderemos encontrar é o acolhimento da condição de mortalidade, e sua proximidade, por meio do nascimento de uma verdadeira espiritualidade. Isso ocorre quando há a integração do inefável ao sentido último da vida daquela pessoa, reorientando seu posicionamento, seu gesto e seu agir no mundo, no aqui, agora e para o mais além.

Nada disso, entretanto, pode ocorrer sem a interlocução com alguém que auxilie a pessoa a se colocar em trânsito. Bem mais do que preparo técnico dos profissionais para lidar com tais situações, falamos aqui do caminho que cada um pode ter percorrido ou não no amadurecimento de sua religiosidade e espiritualidade.

Para o paciente e sua família, o período de turbulência pode se acentuar novamente diante da proposta de tratamento paliativo, uma vez que a questão da morte ressurge com mais intensidade. A emergência de conflitos que ainda não tenham sido resolvidos, as dificuldades pessoais não superadas e as áreas da personalidade e da espiritualidade não amadurecidas irão emergir.

Entretanto, podemos compreender tudo isso como um esforço final para alcançar uma destinação possível para tais problemas e, não raro, o ambiente hospitalar será palco da revelação de segredos, troca de acusações e visitas tensas na internação. O sinal de que essa travessia foi realizada de modo adequado é revelado, por parte dos familiares, pelo sentimento de gratidão ao lado da vivência de luto. Do lado dos profissionais, o sinal de que o trabalho foi completado com frutos para seu amadurecimento pessoal é percebido pelo sentimento de missão cumprida e também pela presença do luto.

Quando tudo vai bem, familiares e equipe de saúde se sentem irmanados ao final do caminho. Se houve algum atrito nesse período, o perdão recíproco acontece, assim como o reconhecimento de que tudo valeu a pena. É como encontrar o arco-íris após a tempestade. O fim e o recomeço se encontram. Beleza e dor se abraçam.

O desejo de perdão como faceta fundamental pode acontecer no paciente em decorrência de seu processo de revisão da vida, algo comum diante da perspectiva de morrer brevemente. Trago a seguir um exemplo que vivi com um paciente que faleceu poucos dias após essa conversa. Seu nome e alguns detalhes foram alterados para manter o anonimato.

- *Sr. Carlos:* "Fiz muita coisa errada."
- *Psicólogo:* "Pelo tom de sua voz percebo arrependimento. Quer falar a respeito?"
- *Sr. Carlos:* "Estou sim arrependido."
- *Psicólogo:* "O que o senhor acredita ter feito de errado?"
- *Sr. Carlos:* "Fiz muita gente sofrer. Tirei a mulher e os filhos de um homem... Ele sofreu muito. Eu não deveria ter feito ele sofrer."
- *Psicólogo:* "Vejo que o senhor está realmente arrependido."
- *Sr. Carlos:* "Estou sim. Esse rapaz sofreu muito. Ficou doido."
- *Psicólogo:* "O senhor está fazendo aqui uma confissão. O senhor pratica alguma religião?"
- *Sr. Carlos:* "Eu sou evangélico por causa da minha tia, mas sempre fui católico. Meus pais e meus avós eram católicos. Eu me sinto bem na Igreja Católica."
- *Psicólogo:* "O senhor gostaria de que eu chamasse um padre?"
- *Sr. Carlos:* "Não precisa não. Estou bem aqui conversando com você."
- *Psicólogo:* "Eu entendo que o senhor gostaria de se reconciliar com Deus e com todas as pessoas que conheceu, especialmente com esse rapaz de quem tirou a esposa. Entendo que ficou arrependido dos sofrimentos que possa ter causado."
- *Sr. Carlos:* "Isso mesmo. Uma conversa assim é boa. Anima a gente. A gente não pode esmorecer, né rapaz? Vou abraçar a cruz e aguentar firme enquanto Deus quiser."

O paciente realizou uma revisão de seu percurso pela vida diante de seu próprio senso ético e, na perspectiva de proximidade da morte, sentiu necessidade de se reconciliar com aquele que teria feito sofrer, o que implica posição de humildade. Ao buscar o perdão sustentado no encontro com o psicólogo, pôde sentir-se redimido e revigorado: "Uma conversa assim é boa, anima a gente."

Ainda a respeito do perdão, Genaro Jr.[8] faz a seguinte observação com base no livro *A condição humana* de Hanna Arendt:

> "...o poder de perdoar não está posto num nível superior, mas sim na potencialidade do próprio gesto público. (...) Assim, sob a perspectiva da ação, somente o perdão poderia desfazer os atos passados, ainda que impensadas as faltas do seu agente."

Como ninguém pode perdoar a si mesmo pelo que fez a outrem, o perdão necessita da presença de outro que testemunhe e valide seu gesto de arrependimento e lhe garanta o acesso à redenção. Essa é uma necessidade fundamental do ser humano, independentemente do aspecto religioso.

Em outros casos, encontramos pacientes necessitados de transmitir seu legado, que pode ser a sabedoria acumulada em sua experiência de vida, algo da tradição cultural a que pertencem, ensinar uma oração, dar um conselho a um neto ou ensinar a receita de um molho de tomate italiano. Uma comida tradicional, a maneira de ser preparada, sua composição e a história de sua origem presentificam os antepassados, a região onde surgiu ou foi aprendida. Memórias vivas são recontadas, além de elementos estéticos do paladar característico de determinada cultura que permite a pessoa ali se reconhecer, pois fala de suas origens e da possibilidade de se sentir pertencente a algo maior do que ela mesma, pois a transcende e se perpetua após sua partida.

Ocorrem igualmente situações tristes em que os pacientes desejam transmitir seu legado para alguém da família, mas não encontram quem queira recebê-lo. Nesse caso, a presença da figura confiável e constante ao longo do tratamento de algum dos profissionais de saúde pode torná-lo testemunha de tal legado. Esse legado representa ou apresenta as marcas, as contribuições para a sociedade que a passagem daquela pessoa deixou para o mundo.

Podemos observar que tudo passa pela possibilidade de interlocução para que o sentido da vida possa ser renovado ou reposicionado a cada momento e de modo especial na velhice e diante da morte.

Safra[9] nos diz:

> "A morte, assim como o nascimento, necessita ocorrer em comunidade para que aconteça a dignidade do nascer e do morrer... Nascer e morrer, para o ser humano, é entrar e sair do mundo humano. Há a necessidade fundamental do homem de que o Outro esteja presente em todo o seu percurso de vida."

Necessidade de testemunho e acolhimento para que a morte não ocorra como solidão absoluta, mas tenha rosto humano e vivo.

Muito daquilo que procurei apresentar até aqui acontece de modo silencioso, com raros pedidos de ajuda feitos diretamente pelo doente e seus familiares. São elementos que se constituem nos encontros, no silêncio, na intimidade das ocasiões em que ofertamos nossa presença e nossa atenção para além das rotinas obrigatórias.

A espiritualidade é vivida em gestos, muito mais do que em palavras. Ela modifica a maneira como vivemos e realizamos qualquer coisa. Ocorre quando, presentes no tempo, já estamos umedecidos pela eternidade. As práticas religiosas podem se apresentar como vias possíveis para o desenvolvimento da espiritualidade, porém, na sociedade moderna e pós-moderna ocorreu uma dissociação entre ambas.

Um dos riscos é a possibilidade de se organizar uma religiosidade sincrética, sob medida para o gosto pessoal, em que só entra aquilo com o que concordo e me dá prazer. Qual o risco? A adoração narcisista do próprio *eu*.

Além do que foi diretamente tratado até aqui surgem ainda outras expressões de religiosidade e de necessidades espirituais que tentarei descrever mais sucintamente a partir do artigo de revisão integrativa realizado por Castelo Branco, Brito e Fernandes Sousa.[10]

A relação que se estabelece com Deus ou com aquilo que se concebe como Absoluto tende a se intensificar nos períodos de adoecimento e mais enfaticamente na proximidade da morte. Quando possível, há maior participação em ritos, celebrações, cultos e grupos de oração. Se não há condições de participarem diretamente de tais eventos, seus representantes religiosos são convidados a comparecer até a casa do doente e ali realizam pedidos de intersecção, oferecimento dos sacramentos, a leitura de textos sagrados são invocados espíritos de luz.

A realização de tais eventos pode ser fonte de grande conforto e paz espiritual para familiares e doente, desde que atenda especialmente ao desejo desse último de modo compatível com sua fé. Os rituais são capazes de promover transformações psicológicas importantes, além de gerar a experiência de conexão com o sagrado, com o divino ou transcendente. Dentro de certos limites e com prévia comunicação, o mesmo procedimento pode ser feito nas internações hospitalares.

Alguns cuidados são sempre necessários. Certas pessoas ditas religiosas, mas com aprofundamento duvidoso em relação aos valores espirituais, podem realizar críticas ou comentários geradores de sofrimento espiritual ao dizerem, por exemplo, que o adoecimento aconteceu por castigo ou que se o doente não se cura é por falta fé.

Essa é uma maneira muito parcial de ler os textos sagrados atribuindo um sentido negativo e condenatório àquele que sofre e já carrega pesada carga de sofrimentos. Fica evidente a ausência de compaixão e de experiência amorosa em sua concepção do divino.

É importantíssimo identificarmos esse tipo de situação, pois o doente, muitas vezes fragilizado, pode ser envolvido nesse tipo de discurso e tomar seu sofrimento como merecido e não o comunicar. Podemos suspeitar que isso tenha ocorrido quando, depois de alguma visita, o paciente apresenta piora de seu humor, maior queixa álgica, expressão facial fechada e entristecida, maior dificuldade para dormir, recusa de analgésicos, sentimentos de culpa e surgimento de acentuado temor da morte e de condenação.

Nesses casos, o membro da equipe de saúde que se sentir mais bem preparado deve abordar a família e investigar o caso junto a eles e buscar soluções para lidar com o problema. Se houver capelão, pastor ou outro representante religioso disponível na instituição, ele poderá ser convocado. A colocação de objetos religiosos junto ao leito do doente também nos dá pistas sobre como se organiza a religiosidade daquela pessoa e quais podem ser seus recursos simbólicos para enfrentar o sofrimento e a morte.

As reuniões com familiares (incluindo crianças), parentes e amigos que possam comparecer em visitas são fonte de grande conforto espiritual, uma vez que criam ambiente de revelação do amor e do lugar de importância que o doente ocupa no coração de cada um deles.

Essa atmosfera acolhedora e amorosa favorece o sentimento de gratidão pela vida e por aquilo que foi compartilhado com cada um ao longo da vida. Tudo isso pode, ainda que de modo implícito, ser vivido como oportunidade de despedida. Há o reconhecimento de fim e de presença do eterno.

REFERÊNCIAS

1. Galimberti U. Psiche e techne o homem na idade da técnica. 1ª ed. São Paulo: Paulus Editora. 2006:918.
2. Silva S, Pires T. Espiritualidade e técnica: As coisas que estão por detrás das coisas. Teocomunicação [Internet]. 2009; 40(3):307–23. Disponível em: http://revistaseletronicas.pucrs.br/ojs/index.php/teo/article/view/8154/5841
3. Campbell J. As máscaras de Deus. Mitologia Primitiva. 8ª ed. São Paulo: Palas Athena. 1992:424.
4. Eliade M. História das crenças e das ideias religiosas I. Da idade da pedra aos mistérios de Elêusis. 1ª ed. Rio de Janeiro: Zahar. 2010:440.
5. Capalbo C. A subjetividade e a experiência do outro: Maurice Merleau-Ponty e Edmund Husserl. Rev da Abordagem Gestáltica [Internet]. 2007;13(1):25–50. Disponível em: http://pepsic.bvsalud.org/scielo.php?pid=S1809-68672007000100003&script=sci_arttext
6. Santos E dos, Xavier DJ. A Descida do Deus Trindade – A Kénosis da Trindade. Rev Cult Teológica [Internet]. 2008; 16(62):111–23. Disponível em: https://revistas.pucsp.br/index.php/culturateo/article/viewFile/15629/11658
7. Safra G. Religiosidade e espiritualidade na pratica clínica. In: X Seminário de Psicologia e Senso Religioso. Curitiba: PUCPR. 2015: 1–5.

8. Júnior FG. Aspectos fundantes na clínica do envelhecimento: o ambiente, o cuidado e o Telos. Psicol Rev Rev da Fac Ciências Humanas e da Saúde. 2014; 23(1):51–74.
9. Safra G. Hermenêutica na situação clínica: O desvelar da singularidade pelo idioma pessoal. 1ª ed. São Paulo: Sobornost. 2006:169.
10. Castelo-Branco MZ, Brito D, Fernandes Sousa C. Necessidades espirituais da pessoa doente hospitalizada: Revisão integrativa. Aquichan. 2014; 14(1):100–8.

Capítulo 9

Como abordar a espiritualidade do paciente oncológico na prática diária?

Tiago Pugliese Branco

INTRODUÇÃO

Ao receber o diagnóstico de câncer, o indivíduo, inevitavelmente, se coloca defronte à finitude da vida, mesmo que o tratamento indicado tenha elevada chance de cura. Apesar da contínua evolução nos tratamentos modificadores de doença, o câncer ainda é responsável pelas principais causas de morte e pelas maiores demandas por cuidados paliativos no mundo.[1] Pelo seu caráter relativamente rápido de deterioração quando comparado a outras doenças crônico-degenerativas, expõe paciente e familiares a um cenário dramático de sofrimento nos aspectos físico, psíquico, social e espiritual. Além disso, conforme descrito por Harvey Chochinov, ele ameaça aspectos marcantes para a manutenção da dignidade humana, como independência, conforto, esperança, controle, resiliência, aceitação, legado, preservação da privacidade e suporte social.[2]

Existem profissionais especializados na avaliação e intervenção em cada uma das diversas esferas do sofrimento: psicólogos, assistentes sociais, médicos, enfermeiros, fisioterapeutas, farmacêuticos, terapeutas ocupacionais e nutricionistas. No entanto, no aspecto religioso e espiritual, a avaliação ocorre em menor frequência, pois em nosso meio é rara a presença do assistente espiritual inserido na equipe de saúde. Quando presente, fica, na maioria das vezes, vinculado a alguma tradição religiosa, não possuindo conceitos das diversas religiões para se adequar às crenças do paciente.

É papel da equipe de saúde avaliar aspectos religiosos ou espirituais? Em caso afirmativo, qual seria a melhor maneira? Em que momento da avaliação isso ocorreria? Classicamente, os profissionais envolvidos no cuidado em saúde estão acostumados a entender aspectos religiosos e espirituais como extrínsecos ao contexto de doença a ser abordado pela equipe. Eles são formados para raciocinar de forma científica, subvalorizando aspectos como relações humanas, amor, crenças e experiências religiosas.[3]

A abordagem da dor de um paciente com câncer não pode ser reduzida ao mecanismo fisiopatológico, pois com frequência tem relações com questões psíquicas, sociais, religiosas ou espirituais.

O sofrimento, definido por Cassel como ameaça à pessoa, persiste até que essa ameaça seja eliminada ou até que se aceite essa condição e se aprenda a viver com esse sofrimento,[4] que pode afetar o paciente e todos que o cercam, incluindo a equipe de saúde.

A comunicação tradicional entre o profissional e o paciente é voltada para coleta de dados, que leva a um diagnóstico e à classificação da doença em um subgrupo (estadiamento, no caso do câncer), visando ao uso de um protocolo de tratamento de acordo com a evidência científica disponível. Os aspectos de comunicação compassiva e empática, para entendimento da doença no contexto daquele paciente, não costumam ser contemplados. A condição de individualidade fica desvalorizada.

A doença ameaça o ser humano e o leva a questionar o que lhe dá sentido e propósito. A falta desse sentido pode gerar sofrimento existencial e espiritual. O reconhecimento desse sofrimento também é papel do profissional de saúde. Viktor Frankl[5] destacou a importância de se encontrar sentido em meio ao sofrimento e ela pode ser uma das tarefas mais importantes da jornada espiritual, que pode estar ou não vinculada à prática religiosa.

O câncer não pode ser reduzido a um simples crescimento celular patológico que requer uma intervenção clínica, mas uma possibilidade de profunda experiência de ressignificação da vida.[3]

O amplo entendimento do indivíduo e de sua relação com um marcante evento, como o diagnóstico de um câncer, só pode ser obtido por meio de uma análise que envolva todas as suas dimensões. Para isso, o profissional de saúde deve atuar em uma equipe multiprofissional e manter um olhar para aspectos religiosos e espirituais.

A didática divisão do humano em ser físico, social e psíquico é dada mais no campo teórico, pois como já exposto por Cassel,[6] nada há que diga respeito ao corpo que não seja também psíquico e social; nada que diga respeito ao psíquico e que não reflita também no físico e social, e nada que seja social que não se relacione ao físico e psíquico.[6]

O espiritual, por sua vez, se refere às múltiplas facetas da existência humana e à maneira como o indivíduo se relaciona com o transcendente. Para alguns, a espiritualidade pode estar centrada em Deus; para outros, no modo como se veem no mundo ou na relação com tudo que seja para além da sua pessoa.[7] Crenças religiosas podem ajudar o paciente em fim de vida a encontrar sentido no sofrimento e na incerteza que vivencia.[8] Por outro lado, essas mesmas crenças, dependendo do modo como são interpretadas, podem ser fonte de angústias, como ausência de significado, sensação de inutilidade, de solidão e de vazio.[9]

PAPEL DO PROFISSIONAL DE SAÚDE

Portador do conhecimento científico necessário para avaliar de forma correta o tratamento e o prognóstico da doença, o profissional de saúde pode esclarecer o paciente em relação ao que se pode esperar perante a sua condição. Apenas quando ciente de seu prognóstico, o paciente pode alinhar seus desejos e valores a expectativas reais. Esse é um requisito necessário para a adequada oferta de cuidado espiritual.

Contudo, em geral a equipe de saúde prefere não adentrar este campo "desconhecido". Apesar de possuir segurança relativa em análise de prognóstico, tempo de vida, tratamentos possíveis e sua eficácia, o profissional teme conversar a respeito de um assunto no qual os dados não são capazes de revelar resultados precisos, como os deduzidos pelo raciocínio científico. A carência de formação no aspecto espiritual reforça esse comportamento de fuga.

Um estudo norte-americano multicêntrico mostrou que médicos e enfermeiros que atuam em oncologia, apesar de considerarem o suporte espiritual e religioso importante, apenas o oferecem raramente. A falta de treinamento é a principal justificativa para esse comportamento contraditório.[10]

Outro estudo revelou que profissionais médicos e de enfermagem oferecem menos cuidado espiritual do que gostariam em razão da falta de treinamento, de entendimento de que esse não é o papel do profissional de saúde e da preocupação com a desigualdade de poder na relação médico-paciente.[11]

O profissional deve perceber que a religião pode ajudar o paciente de diversas maneiras em situações de doença:[12]

- **Regula comportamentos de saúde e estilo de vida:** por exemplo, a proibição de vícios, como álcool, cigarro etc.
- **Oferece suporte social:** característica ainda mais importante em uma sociedade onde nem os órgãos de seguridade social e nem a condição socioeconômica da população colaboram para adequado suporte aos pacientes. A comunidade religiosa cumpre o papel de oferecer ambiente propício para recuperação, além de permitir relações pessoais de significado que reduzam o estigma de doença.
- **Promoção de autopercepção positiva:** as religiões promovem a autoestima pela incorporação da pessoa em uma rede relacional segura, de afirmação e aceitação.
- **Oferta de recursos específicos de enfrentamento:** as religiões permitem enfrentamento construtivo perante o trauma e a doença. Sinais, símbolos, rituais e narrativas de fé são recursos para ressignificação de vida.
- **Manifestação de sentimentos positivos como amor e perdão.**
- **Possíveis efeitos relacionados à bioenergia para a cura ou recuperação.**

Entretanto, como explicado, a religião pode ser fonte de sofrimento em contexto de doença ameaçadora à vida, promovendo o que alguns autores definem como enfrentamento negativo. São exemplos o sentimento de abandono por Deus, a raiva de Deus, a doença como castigo, culpa, falta do perdão de Deus e proselitismo (tentativa persistente de persuadir ou convencer outras pessoas a aceitar crenças diferentes das dela, em geral relativas à religião ou política). Cumpre à equipe multiprofissional atentar para essa dicotomia, ou seja, para essa divisão de conceitos.

O profissional de saúde deve perceber, também, que a espiritualidade tem sentido mais amplo do que a religiosidade, referindo-se à forma como as pessoas enxergam o sentido de suas vidas. Trata-se da busca por elementos como propósito, valores, esperança, relacionamentos, amor e, para alguns, a conexão com um ser superior. A importância da espiritualidade reverbera na qualidade de vida, autoestima, menor ansiedade, esperança, habilidade de enfrentamento, relacionamentos e suporte social.[3]

Como iniciar o assunto?

Um dos pilares do melhor atendimento ao paciente portador de uma doença grave é a comunicação adequada, a qual deve ser efetuada de forma sensível, oferecendo honestidade, empatia e esperança de maneira equilibrada.[13] Algo muito difícil quando a mensagem a ser transmitida diz respeito à evolução de uma doença incurável.

Habilidades em comunicação, ao contrário do que muitos acreditam, não são inatas ou dedutíveis por qualquer indivíduo que se considere dotado de bom relacionamento interpessoal. Em uma situação particularmente delicada como essa, a adequada escolha das palavras e dos gestos tem uma força determinante para o receptor de uma notícia com o peso de uma sentença. Por isso, a prática da comunicação em saúde é um tópico muito estudado atualmente.

Uma forma sugerida ao profissional de saúde para abordar o prognóstico do paciente é a seguinte:

- Sondar o quanto o paciente deseja saber. Sugerem-se perguntas como: "Quanto o senhor deseja saber sobre sua doença?"
- Alguns pacientes desejam saber muitos detalhes sobre sua condição, outros preferem foco nas questões principais e outros preferem não conversar a respeito do que se espera do futuro. Dentre esses, qual o seu caso?
- Reconhecer a necessidade do paciente, tentar entender o tipo de informação que o paciente deseja. Alguns querem conversar sobre estatísticas, outros estão preocupados com eventos específicos de sua vida e já outros desejam saber a respeito das repercussões da doença em sua vida diária.
- Informar de maneira clara, direta e simplificada.
- Observar e explorar a reação emocional do paciente. Usar expressões como *Percebo que não era a informação que esperava.* ou *Como se sente diante desta informação?* pode ser uma ferramenta para se aprofundar no assunto.
- Acolher de forma verbal ou não verbal as emoções.
- Verificar o entendimento do paciente. Evitar perguntas como *Você entendeu?*; preferindo expressões como *Diga para mim o que você leva da nossa conversa de hoje.*[13]

O conhecimento da abordagem espiritual é outro aspecto que pode reforçar a capacidade de o profissional se comunicar e tocar o indivíduo de maneira que se sinta cuidado e amparado, antes de qualquer tratamento proposto.

A boa comunicação e a abordagem espiritual são dois aspectos indissociáveis no bom atendimento ao paciente. É praticamente impossível perceber como se pode chegar à espiritualidade do indivíduo sem uma comunicação de qualidade. Dados de pesquisa com pacientes portadores de doenças graves mostram que eles desejam conversar sobre espiritualidade com seus médicos. Contudo, em uma sociedade em que o desenvolvimento tecnológico e a ciência predominam, esses mesmos pacientes não esperam do médico essa abordagem, muito menos alta capacidade e conhecimento na matéria.

Falar da própria espiritualidade implica certo grau de intimidade na relação, sendo necessária uma maior proximidade entre os envolvidos.

Estratégias de comunicação empática permitem a criação de um vínculo de confiança, um terreno fértil para a exploração dos aspectos espirituais do paciente. Conversar sobre possibilidades e desejos no contexto de doença grave envolve informações com dois tipos de conteúdo: o cognitivo e o emocional. O entendimento do prognóstico e das possibilidades de tratamento para a própria doença ou a de um ente querido sempre será permeado por elevada carga emocional. A forma tradicional de comunicação contempla apenas o aspecto cognitivo. Reconhecer o lado emocional é aquela estratégia que pode iniciar o estabelecimento do vínculo de empatia.

Empatia é o exercício de se colocar no lugar da pessoa e entender como está a vida dela naquele momento, o que pode permitir a avaliação da espiritualidade no contexto de doença. Na realidade, a prática da empatia pode ser uma maneira eficaz de acessar o conteúdo emocional do paciente. A espiritualidade está intrinsecamente ligada a esse conteúdo.

O reconhecimento das emoções e sua resposta durante o atendimento podem ser realizados, didaticamente, da seguinte forma:

- Observar e utilizar o conteúdo emocional em sua comunicação.
- Levar em conta as emoções e as nomear para si mesmo.
- Não interferir nas emoções do paciente e não atuar nelas imediatamente.
- Manifestar-se após o reconhecimento das emoções do paciente por meio de diferentes formas: não verbal (olhar nos olhos, mudar de posição, tocar) e verbal (expressões de entendimento, suporte, respeito). Explorar melhor essas emoções se estiver incerto sobre o que está ocorrendo.[13]

Em que momento iniciar a abordagem espiritual?

O assunto deve ser pensado como uma das metas do cuidado ao paciente, cuidado esse que deve ser avaliado sob o espectro de sua continuidade e não em um atendimento pontual. Quanto maior o vínculo entre e o paciente e o profissional, maior a capacidade de acessar conflitos e aspectos íntimos em função da espiritualidade.

Diferentemente das outras dimensões da avaliação pela equipe, no campo espiritual o paciente deve determinar limites e caminhos a serem percorridos. Conforme seus valores, pode querer ou não entrar nessas questões. Assim como determinar se a espiritualidade é traduzida por reflexões religiosas ou de sentido de vida.

O profissional deve buscar uma estratégia de abordagem que faça sentido para si próprio e para o paciente ao longo do atendimento.

Devem ser respeitadas a vulnerabilidade e a fragilidade do paciente na relação, devendo ser tomado todo o cuidado para que a comunicação contemple valores e conflitos colocados pelo paciente. Neste tópico, diferentemente de uma prescrição de tratamento ou orientação de comportamento saudável, o profissional deve assumir o papel de escuta, validação e identificação de estratégias de enfrentamento ou fonte de sofrimento.

O profissional de saúde que identifica determinado sofrimento religioso deve buscar um capelão ou um sacerdote que conheça a tradição do paciente para intervenção. O papel dele, nesses casos, é identificar questões muito mais do que intervir nelas.

Parte da insegurança demonstrada por profissionais de saúde em conversar sobre assuntos espirituais ocorre pela dificuldade em lidar com temas sobre os quais não possuam respostas satisfatórias, muitas vezes até nem existem.

Estudo mostra que os pacientes querem que os médicos abordem sua fonte de suporte espiritual, que facilitem o acesso a ela, não querem a sua orientação e desejam ser tratados de forma holística em uma relação que os permita discutir seus medos.[14]

A abordagem espiritual não deve seguir um roteiro rígido. Por se tratar da forma como o indivíduo se relaciona consigo, com o meio e, por vezes, com um ser superior, essa abordagem assume características diversas em cada pessoa. A conversa a respeito de dados biográficos do paciente e seus valores individuais já é considerada estratégia inicial de avaliação.

Um momento adequado da anamnese para inserir esses aspectos pode ser durante a coleta de dados sociais. Há inter-relação entre questões espirituais e condições de vida, rede de suporte, cuidado consigo e estratégias de enfrentamento perante situações difíceis. Com isso, práticas e crenças podem ser ligadas ao contexto clínico.[15]

Estratégias de anamnese

Rastreio espiritual

Trata-se de uma triagem rápida que pode ser feita por qualquer membro da equipe, e estar voltada para a identificação de crise espiritual séria com necessidade de rápido encaminhamento para o profissional de capelania.

Algumas perguntas sugeridas: *Religião e espiritualidade são importantes em sua vida?* ou *Como estes recursos estão atuando para você neste momento?"*.[16] Estudo de Steinhauser revelou a correlação positiva entre a pergunta *Você está em paz?* e as escalas de bem-estar espiritual e emocional em pacientes portadores de doença avançada de diferentes etiologias.[17]

História espiritual

O objetivo da história espiritual é entender as necessidades espirituais e recursos do paciente. A informação obtida permite compreender como as suas preocupações espirituais podem complementar ou complicar o cuidado global. Também permite a incorporação do cuidado espiritual ao plano de cuidado geral. Diferentemente do rastreio, que requer apenas treinamento breve, o profissional que coleta a história espiritual deve receber a educação em assuntos que podem emergir e o conhecimento em como engajar pacientes confortavelmente nessas discussões.[16]

A anamnese pode ser estruturada da seguinte forma:

- Convide o paciente a dividir suas crenças religiosas e espirituais e a definir o que a espiritualidade representa para ele e quais seus objetivos no assunto.
- Aprenda sobre as crenças e valores do paciente.
- Avalie o sofrimento espiritual (falta de significado e desesperança) e as fontes de força espiritual (esperança, sentido e propósito).
- Ofereça a oportunidade para um cuidado compassivo.
- Encoraje o paciente a encontrar os próprios recursos para aceitação e conforto.
- Identifique crenças que afetarão na tomada de decisões em relação aos cuidados de saúde.
- Identifique práticas espirituais que poderão ajudá-lo no plano de tratamento.
- Identifique pacientes que precisam de encaminhamento especializado ao capelão.[16]

Existem algumas ferramentas na literatura criadas para avaliação espiritual. As duas mais usadas são FICA[18] e SPIRIT,[19] as quais servem como norteador para iniciar a conversa e não devem ser utilizadas de forma a restringir o assunto (Quadros 9.1 e 9.2).

Quadro 9.1 Avaliação espiritual FICA

Faith **(Fé)**	*Você se considera espiritualizado ou religioso? Você tem crenças que o ajudam a lidar com estresse? O que dá significado à sua vida? (Saso o paciente responda negativamente às duas primeiras perguntas.)*
Importance **(Importância)**	*Qual a importância disso em sua vida? Estas crenças influenciam na forma como enfrenta a doença? Qual a importância destas crenças em relação à sua saúde?*
Community **(Comunidade)**	*Você faz parte de alguma comunidade religiosa? Recebe alguma ajuda? Qual? Existe algum grupo importante para você?*
Adress **(Abordagem)**	*Como você gostaria de que eu incluísse estas questões em seu cuidado à saúde?*

Fonte: *Adaptada de Puchalski e Romer.*[18] *(Tradução livre.)*

Quadro 9.2 Avaliação espiritual SPIRIT

Spiritual belief system **(Afiliação religiosa)**	*Qual a sua religião?*
Personal spirituality **(Espiritualidade pessoal)**	*Descreva as crenças e práticas de sua religião ou sistema espiritual que você aceita ou não.*
Integration within spiritual community **(Integração em comunidades espirituais e religiosas)**	*Você pertence a alguma igreja ou outra forma de comunidade espiritual? Qual a importância que você dá a isso?"*
Ritualized practices and restrictions **(Rituais e restrições)**	*Quais são as práticas específicas de sua religião ou comunidade espiritual (ex.: meditação ou reza)? Quais os significados e restrições destas práticas?*
Implications for medical care **(Implicações nos cuidados de saúde)**	*A qual desses aspectos espirituais ou religiosos você gostaria que eu estivesse atento?*
Terminal events planning **(Planejamento de fim de vida)**	*No planejamento de final da sua vida, como sua fé interfere nas suas decisões?*

Fonte: *Adaptado de Maugans.*[19] *(Tradução livre.)*

Diagnóstico espiritual[16]

A partir da anamnese espiritual, diversas situações podem ser identificadas, conforme o Quadro 9.3.

Quadro 9.3 Diagnóstico espiritual

Diagnóstico (primário)	Dado da história	Exemplo de declaração
Preocupações existenciais	Falta de sentido Questões sobre o sentido da própria existência Preocupações com pós-morte Questões sobre significado do sofrimento Procura por assistência espiritual	*Minha vida não tem sentido* *Sinto-me inútil*
Abandono por Deus e pelos outros	Falta de amor, solidão Não ser lembrado Falta de senso de ligação	*Deus me abandonou* *Ninguém vem mais me ver*
Raiva de Deus ou de outros	Raiva de lideranças religiosas Incapacidade de perdoar	*Porque Deus levaria minha filha? Não é justo!*
Preocupação sobre a relação com a divindade	Desejo por aproximação com Deus, aprofundamento na relação	*Desejo ter uma relação mais profunda com Deus*
Contestação ao sistema de crenças	Aos onflitos internos ou questões como referentes a crenças e fé Conflitos entre crenças e tratamentos recomendados Questiona implicações morais e éticas do regime terapêutico Expressa preocupações com vida/morte ou sistema de crenças	*Não estou certo se Deus está comigo*

Continua

Quadro 9.3 Diagnóstico espiritual (*continuação*)

Diagnóstico (primário)	Dado da história	Exemplo de declaração
Desespero e desesperança	Desesperança sobre o futuro da saúde, vida Desespero com absoluta desesperança Não acredita no valor da vida	*A vida está sendo interrompida* *Não há mais nada para eu viver*
Luto e perda	Sentimento e processo associado à perda da pessoa, saúde e relação	*Eu sinto tanta saudade* *Eu gostaria de poder correr novamente*
Culpa ou vergonha	Sentimento de que tenha feito algo ruim ou errado Sentimento de ter sido ruim ou errado	*Eu não mereço morrer sem dor*
Reconciliação	Necessidade do perdão ou reconciliação consigo mesmo ou com os outros	*Preciso ser perdoado* *Gostaria de que minha esposa me perdoasse*
Isolamento	Separação da comunidade religiosa ou dos outros	*Desde de que fui internado, não fui mais à igreja*
Específicos de religião	Rituais pendentes Incapaz de realizar práticas religiosas	*Não posso mais rezar*
Luta religiosa/espiritual	Perda da fé ou do sentido. Crenças religiosas e espirituais ou comunidade que não ajuda no enfrentamento	*E se tudo em que eu acreditei não for verdade?*

Fonte: *Adaptado de Puchalski e Romer.*[18]

CONCLUSÃO

É papel de todos os membros da equipe abordar questões espirituais, seja na forma de aplicação de rastreamento ou de anamnese espiritual. Uma ampla avaliação deve ser realizada por profissional especializado[16] (capelão), ainda pouco presente em equipes de cuidados paliativos e oncologia em nosso meio.

Por meio dessa avaliação, as situações de sofrimento ou necessidades religiosas e espirituais devem ser identificadas e encaminhadas para o profissional especializado; condições de enfrentamento religioso também devem ser identificadas e validadas.[16]

A literatura mostra que aspectos espirituais são determinantes na escolha de tratamentos de fim de vida por pacientes e seus familiares. Quando o suporte espiritual é proveniente apenas da comunidade religiosa externa apenas,[20] há uma tendência a maior utilização de recursos invasivos de suporte de vida. Por outro lado, se o suporte espiritual for integrado à equipe de saúde,[21] haverá maior adesão a propostas de cuidados paliativos.

Estratégias de autocuidado e conhecimento da própria espiritualidade são essenciais para a busca de um conhecimento mais profundo sobre o paciente. Ao conhecer a própria espiritualidade e o significado de vida, o profissional pode oferecer atendimento mais compassivo e com maior habilidade, encontrando maior sentido no próprio trabalho e lidando melhor com as situações de estresse.[16]

Perante a condição de poder (profissional) e de fragilidade (paciente) revelada pela relação entre as partes, torna-se obrigatório um pacto de confiança e de confidencialidade. O profissional também deve respeitar os limites determinados pelo paciente. É proibida a prática de proselitismo por parte do profissional, ainda que bem intencionada. O diálogo não deve contemplar respostas particularmente corretas, sendo moldado às necessidades específicas do paciente.[16]

A nós cabe o papel de auxiliar o indivíduo que está no término de sua vida. Ao reconhecermos nossos limites, lidamos com a nossa própria finitude e impotência frente a condições irreversíveis, o que vem a ser condição *sine qua non* para o reconhecimento da espiritualidade do nosso paciente, o qual, como todos os seres humanos, deve aproveitar suas oportunidades para concluir seus desejos e se despedir dos seus entes queridos. Suas vidas terminam de forma previsível e natural, consequência de eventos sucessivos que são parte da história de suas doenças. O profissional que protela esse reconhecimento evita conversas difíceis e indica intervenções para negar o inevitável fim, foge da própria finitude e tira oportunidades dos enfermos por ele cuidados, subtraindo deles o sentido dos ricos momentos finais que todos viveremos.

REFERÊNCIAS

1. Connor SR, Sepulveda Bermedo MC. Global atlas of palliative care at the end of life. Who. 2014:111.
2. Chochinov H. Dignity Therapy: final words for final days. 1st ed. New York: Oxford University Press, Inc; 2012. 224 p.

3. Swinton J. Healthcare spirituality: a question of knowledge. In: Cobb M, Puchalski CM, Rumbold B (eds.). Oxford Textbook of Spirituality in Healthcare. 1st ed. New York: Oxford University Press. 2012:99–104.
4. Ferrell B, Del Ferraro C. Suffering. In: Cobb M, Puchalski CM, Rumbold B (eds.). Oxford Textbook of Spirituality in Healthcare 2. 1st ed. New York: Oxford University Press. 2012:157–62.
5. Frankl V. Em busca do Sentido: um psicólogo no campo de concentração. 25th ed. Schlupp WO, Aveline CC T (ed.). Petrópolis: Vozes. 2008.
6. Cassel E. The nature of suffering: physical, psychological, social and spiritual aspects. In: Starck P, McGovern J (eds.). The Hidden Dimension of Illness: Human Suffering. 15th ed. New York: National League for Nursing Press. 1992:1–10.
7. Puchalski C, Ferrell B. Making Healthcare Whole: Integrating Spirituality into Healthcare. 1st ed. West Conshohoken: Templeton Press. 2010:288.
8. Puchalski CM, Dorff RE, Hendi IY. Spirituality, religion, and healing in palliative care. Clin Geriatr Med. 2004; 20(4):689–714.
9. Schaffer M, Norlander L. Being presente: A Nurse's Resource for End-of-Life Communication. 1st ed. Indianápolis: SIGMA Theta Tau International; 2009. 272 p.
10. Balboni MJ, Sullivan A, Amobi A, Phelps AC, Gorman DP, Zollfrank A et al. Why is spiritual care infrequent at the end of life? Spiritual care perceptions among patients, nurses, and physicians and the role of training. J Clin Oncol. 2013; 31(4):461–7.
11. Balboni MJ, Sullivan A, Enzinger AC, Epstein- ZD, Tseng YD, Mitchell C et al. Nurse and Physician Barriers to Spiritual Care Provision at the End of Life. J Pain Symptom Manag. 2014; 48(3):400–10.
12. Ellison CG, Levin JS. The Religion-Health Connection: Evidence, Theory, and Future Directions. Heal Educ Behav [Internet]. 1998; 25(6):700–20. Disponível em: http://heb.sagepub.com/cgi/doi/10.1177/109019819802500603
13. Back A, Arnold R, Tulsky J. No Mastering communication with seriously ill patients: balancing honesty with empaty and hope. 1st ed. New York: Cambridge University Press. 2009:170.
14. Best M, Butow P, Olver I. Spiritual support of cancer patients and the role of the doctor. Support Care Cancer. 2014; 22(5):1333–9.
15. Puchalski CM. Spiritual Assessment in Clinical Practice. Psychiatr Ann. 2006; 36(3):150–5.
16. Puchalski C, Ferrell B, Virani R, Otis-Green S, Baird P, Bull J et al. Improving the quality of spiritual care as a dimension of palliative care : the report of the Consensus Conference (en castellano). Med Paliativa. 2009;12(10):885–904.
17. Steinhauser K, Voils C, Clipp E, Bosworth H, Christakis N, Tulsky J. "Are You at Peace?" One Item to Probe Spiritual Concerns at the End of Life. Arch Intern Med. 2006; 166:101–5.
18. Puchalski C, Romer A. Taking a Spiritual History Allows Clinicians To Understand Patients More Fully. J Palliat Med [Internet]. 2000; 3(1):129–37. Disponível em: https://courses.washington.edu/bh518/Articles/takingaspiritualhistory.pdf
19. Maugans T. The SPIRITual history. Arch Farm Med. 1996; 5(1):11–6.
20. Phelps AC, Maciejewski PK, Nilsson M, Tracy A, Wright AA, Paulk ME, et al. Association between religious coping and use of intensive life-prolonging care near death among patients with advanced cancer. JAMA. 2009; 301(11):1140–7.
21. Balboni TA, Paulk ME, Balboni MJ, Phelps AC, Loggers ET, Wright AA, et al. Provision of spiritual care to patients with advanced cancer: Associations with medical care and quality of life near death. J Clin Oncol. 2010; 28(3):445–52.

Capítulo 10

Intervenções em práticas de espiritualidade não religiosa

Tiago Pugliese Branco

INTRODUÇÃO

A espiritualidade é a forma como nos conectamos não só com o imaterial, como também conosco, com o ambiente, com o outro e com o sagrado.[1] Por meio dela encontramos sentido e propósito em nossas vidas. A religião pode nos unir e nos permitir a conexão com o ser superior, mas não é a única forma.

O Censo Demográfico do Instituto Brasileiro de Geografia e Estatística (IBGE) de 2010 revelou que 8% da população se declarou sem religião, o que não significa que não tenha espiritualidade e não possa sofrer influência dela nas situações de doença.[2]

Pode-se crer em Deus sem seguir tradição religiosa, crer em um ser superior desconhecido ou ainda encontrar o sentido de suas vidas por meio de aspectos não religiosos, como trabalho, natureza, relacionamentos, música, práticas esportivas, entre outros.

Para essa população, as estratégias de abordagem espiritual lhe são tão adequadas quanto para os indivíduos com uma religiosidade mais desenvolvida; porém, a intervenção deve ser adaptada aos valores de cada paciente.

Um estudo realizado em Barcelona com 50 pacientes ambulatoriais portadores de câncer avançado teve a finalidade de identificar as principais necessidades espirituais a serem consideradas pela equipe.

As duas indagações mais citadas não foram relacionadas a aspectos religiosos propriamente: *Ser reconhecido como pessoa até o final da vida* e *Saber a verdade sobre sua doença.*[3]

Outro estudo norte-americano descreveu as intervenções mais frequentemente realizadas por capelães durante o atendimento. Apesar de as mais comuns serem relacionadas a práticas religiosas (orações, bênçãos e afirmações de fé) também foram elencadas práticas de escuta empática, revisão da história de vida e ajuda emocional para expressar sentimentos.[4]

A espiritualidade auxilia as pessoas na busca da esperança em meio ao desespero, na procura do sentido em meio ao sofrimento, no desenvolvimento da resiliência frente aos efeitos negativos do estresse. Buscam-se, em última análise, a coerência e o senso de autenticidade na vida.[5] Cada religião, por meio de suas escrituras e dogmas, oferece uma roupagem a esses aspectos. Contudo, mesmo sem seguir qualquer religião, os mesmos aspectos estarão presentes em cada indivíduo. Tendo ou não relação com crença em divindades e tradições.

Este capítulo abordará estratégias de intervenção espiritual não relacionadas a práticas religiosas. Essas podem ser úteis tanto aos pacientes sem religião ou crença ou podem até complementar a abordagem daqueles que seguem um sistema de crenças definido.

SOFRIMENTO ESPIRITUAL NÃO RELIGIOSO

A avaliação inicial do profissional, seja por meio de rastreamento ou anamnese espiritual mais completa, deve identificar demandas que necessitem de abordagem mais urgente.

O sofrimento espiritual não vinculado a questões religiosas pode se apresentar das seguintes formas:[1]

- **Preocupações existenciais:** falta de sentido na própria existência, preocupações com o pós-morte, questionamento sobre o significado do sofrimento.
- **Sentimento de abandono:** falta de amor, solidão, falta de legado, medo de ser esquecido.
- **Raiva:** incapacidade de perdoar o outro.
- **Desesperança:** com relação à perda da saúde, da perspectiva de vida.
- **Luto e perda:** durante o processo de doença.
- **Culpa e vergonha:** relacionadas a atos passados.
- **Reconciliação:** necessidade de perdoar ou ser perdoado.

A pessoa

Antes de mais nada, a relação médico-paciente é uma relação entre dois seres humanos dotados de história, crenças, valores e corpos. Reconhecer-se como um ser semelhante ao enfermo é pré-requisito para que o tratamento oferecido fique centrado em uma pessoa e se estabeleça uma relação terapêutica. O profissional jamais poderá viver a realidade do paciente, mas deve buscar posição o mais próximo possível dela, não devendo se distanciar do paciente a ponto de nele ver apenas uma doença.[6]

INTERVENÇÕES ESPIRITUAIS NÃO RELIGIOSAS

Existem diversas formas de oferecer cuidado espiritual ao alcance de todos os profissionais da equipe. Mesmo na ausência de um capelão, algumas estratégias de comunicação podem permear o cuidado oferecido pela equipe e funcionar como cuidado espiritual. As intervenções podem ser divididas em dois tipos, que veremos a seguir.

I. Técnicas de comunicação terapêutica

Presença compassiva

Os dicionários definem compaixão como "a dor que o mal alheio nos causa" ou "a participação da dor alheia com o intuito de dividi-la com o sofredor".[7] Steffen & Masters[8] já tratam esse termo como "o ser movido pelo sofrimento dos outros e ter o desejo de aliviar esse sofrimento". Definem também como dotado de personalidade compassiva "aquele que inclui comportamento altruísta com um profundo senso de empatia pela necessidade do outro".

O cuidado compassivo passa despercebido em um sistema de saúde com excesso de pacientes, pagamento em função do número de pessoas atendidas e dos procedimentos, além de pouca atenção à satisfação do paciente. Ademais, é difícil quantificar seu "benefício" na medicina com base em evidências.

Graber e Mitcham[9] entrevistaram 24 médicos clínicos identificados por administradores como exemplares em cuidado e compaixão. A relação médico-paciente variou conforme a intensidade em três domínios:

1. Grau de intimidade entre o clínico e o paciente.
2. Motivação do clínico para manter comportamento afetivo.
3. Preocupação em manter o atendimento centrado no paciente.

Os clínicos não pareceram sacrificar racionalidade e objetividade na prática de um cuidado compassivo, mas foram capazes de equilibrar "a razão e o coração". Interações compassivas com pacientes são apenas um aspecto do cuidado holístico.

Carol Taylor desenvolveu um modelo de cuidado profissional que sistematiza requisitos para uma abordagem compassiva:[10]

a. **Afeição:** reconheça a pessoa a ser cuidada.
b. **Cognição:** identifique o que é essencial ao bem-estar dessa pessoa.
c. **Volição:** comprometa-se a assegurar o bem-estar dessa pessoa.
d. **Imaginação:** seja capaz de entrar no mundo dessa pessoa;
e. **Motivação:** mantenha-se empenhado em assegurar o bem-estar da pessoa cuidada.
f. **Expressão:** demonstre por meio de palavras e ações o seu envolvimento nesses cuidados.

Adequado uso do silêncio

Durante o atendimento, o silêncio pode ser classificado como **desconfortável** (que pode parecer indiferença); **convidativo** (que sugere empatia) ou **compassivo** (que exige do clínico atenção estável, equilíbrio emocional e qualidades sociais), esse último se caracterizando como um tipo de silêncio que pressupõe o momento de estar com o outro na dificuldade, nutrindo sentimento mútuo de entendimento e cuidado.[11]

Tradições contemplativas recomendam que sejam cultivadas habilidades mentais de atenção, foco e clareza, assistindo ao silêncio emergir, tratando-o de forma respeitosa. Para tanto são necessárias três qualidades:

- **Habilidade de dar atenção** (intenção de abordar a pessoa como um todo, permitindo melhor percepção de dicas verbais ou não verbais, expressões faciais e mudanças no tom de voz);
- **Habilidade de manter foco estável** (evitar fatores de distração ou pensamentos não relacionados ao paciente)
- **Clareza de percepção** (perceber questões livres de distorções ou vieses).

Para adquirir esse estado mental, é necessário treinamento que permita a mudança do ritmo usual do raciocínio rápido e intervenção. Várias práticas contemplativas têm sido estudadas (atenção plena, meditação, orações). Uma das estratégias é ancorar o silêncio na própria respiração, mudando do modo de "atenção para narrativa/tomada de anamnese" para o modo "dar atenção para cada momento".[11]

A compaixão também pode exercer efeito de estresse no profissional que a pratica em seu dia a dia. Vivenciar diariamente (e repetidamente) o sofrimento alheio pode gerar estado de profunda exaustão física, emocional e espiritual, descrita em literatura como fadiga de compaixão. Para que o profissional tenha energia para cuidar são imprescindíveis estratégias de autocuidado. Cada um deve buscar e preservar hábitos que permitam recarregar energias e manter o vigor necessário no enfrentamento diário de situações extremas. Diversas estratégias podem ser adotadas, como prática de exercícios, leitura, música, relaxamento, meditação, relacionamentos etc.[10]

Revisão de vida terapêutica

Uma revisão sistemática[12] avaliou o impacto da estratégia de revisão de vida em pacientes que estavam submetidos a cuidados paliativos com sobrevida estimada em 6 meses ou menos e encontrou resultados promissores.

Foram incluídos 14 estudos na literatura que cumpriram critérios da revisão, com 10 programas diferentes de intervenção, variando o número de sessões entre 2 e 8. A variação no tipo de intervenção, o número pequeno de pacientes avaliados e a elevada taxa de perda ao longo dos estudos não permitiram que fosse definida a melhor estratégia. Contudo, as estratégias têm conceitos em comum que podem ser utilizados em atendimentos de rotina por profissionais que lidam com paciente em cuidados paliativos em seu dia a dia. Mais estudos, em diferentes centros, são necessários para que se conclua qual a melhor estratégia.[12]

A revisão de vida é uma atividade avaliativa que envolve o exame, abordagem e, se possível, resolução ou reparação de conflitos. Leva as reminiscências em nível mais profundo, no qual os participantes olham para o significado dos eventos da própria vida. Assim, são úteis no cuidado de pacientes no final da vida para a resolução de conflitos e realização de tarefas da vida, propiciando sentimento de paz.[13]

Dois conflitos podem surgir durante a revisão de vida:

- Produtividade *versus* Estagnação (7º estágio dos Estados de Desenvolvimento Psicossociais descritos por Erik Erikson, 1950).

  Trata-se da capacidade de guiar a próxima geração em criar, ensinar, orientar e outros comportamentos que contribuem para um legado positivo que sobreviverá após a própria partida.

- Integridade do ego *versus* o desespero (8º estágio de Erikson). Aceitação de que a vida é inevitável, apropriada e dotada de significado. O desespero, em contraste, associa-se a ressentimento, culpa e arrependimento.[13]

II. Modalidades de terapia

Das modalidades de terapia sistematizadas desenvolvidas para pacientes em cuidados paliativos destacam-se duas: Terapia da Dignidade e Psicoterapia Individual Centrada no Sentido.

Terapia da Dignidade

Harvey Chochinov encontrou no conceito de dignidade o aspecto da espiritualidade que pode ser compreendido até mesmo por ateístas. Define dignidade como o estado de ser considerado digno, honrado e estimado. Apesar de não se tratar de termo exclusivamente espiritual, a recíproca é difícil de negar, já que a "espiritualidade tem a ver com o respeito ao valor inerente e dignidade de todas as pessoas, independentemente de seu estado de saúde".[14]

Historicamente, o conceito de dignidade vem da tradição judaica como a noção da humanidade feita a partir da imagem de Deus, pertencente a todo indivíduo. O cristianismo confirma esse conceito, com algumas nuanças metafísicas, como é o caso específico de Jesus Cristo, sendo uma faceta da humanidade revelada por meio da redenção, não sendo uma qualidade inata incorporada em cada indivíduo.[14]

Do ponto de vista ético, Immanuel Kant descreveu que a dignidade não se baseava em mérito, teologia, *status* social e político, mas na habilidade de discernir entre o bem e o mal. Não estava ligada à imagem de Deus, mas à capacidade moral e à ação, a todos os indivíduos dotados de razão (independentemente de crenças religiosas). A partir daí, se formaram dois conceitos de dignidade: **básica** e **pessoal**. **A dignidade básica** é o direito fundamental que consta da Declaração dos Direitos Humanos da ONU de 1948. **A dignidade pessoal** é fundamentada pelos conceitos de autonomia e escolha pessoal. Enquanto a primeira se relaciona à humanidade como um todo, a segunda pertence ao indivíduo.[14]

Um estudo qualitativo com 50 pacientes em seus finais de vida avaliou o entendimento em relação à dignidade, constituindo-se a base para o desenvolvimento do modelo conceitual de dignidade. O repertório de preservação da dignidade consiste em dois principais temas:[14]

1. Práticas de preservação da dignidade:
   a. **Viver o momento** (estar orientado para o presente).
   b. **Manter a normalidade** (continuar rotinas regulares).
   c. **Buscar conforto espiritual** (encontrar alívio em crenças e experiências espirituais).
2. Perspectivas de preservação da dignidade
   a. **Continuidade de si mesmo:** sensação de que a essência do indivíduo está preservada e permanece intacta.
   b. **Preservação do papel:** habilidade de continuar a exercer papéis do cotidiano, sendo a forma de manter a imagem prévia de si mesmo.
   c. **Legado:** sensação de deixar algo duradouro e transcendente à sua morte.
   d. **Manter orgulho:** habilidade de manter a autoestima frente à perda de independência.
   e. **Manter esperança:** habilidade de enxergar a vida como duradoura com manutenção de sentido e propósito.
   f. **Autonomia e controle:** sensação de poder decidir frente às situações de vida.
   g. **Resiliência/espírito de luta:** determinação mental de alguns pacientes que lhes permita superar as preocupações relacionadas à doença e otimizar a própria qualidade de vida.

A Terapia da Dignidade proposta por Chochinov consiste em dois principais momentos. No primeiro, o paciente é convidado a conversar com o terapeuta sobre os aspectos mais importantes de sua vida, como elementos de sua história, lições aprendidas, esperanças, desejos expressados ou bênçãos a conceder.[15]

O questionário que serve de guia para a entrevista contém as seguintes perguntas:[15]

- Fale-me sobre a história de sua vida; particularmente das partes que se lembra mais ou pensa que são as mais importantes.
- Quando você se sentiu mais vivo?
- Existem questões particulares que você gostaria que sua família soubesse e também coisas das quais você gostaria de que se lembrassem?
- Quais os principais papéis que você desempenhou em sua vida (na família, trabalho, comunidade)? Por que são tão importantes para você, e o que você pensa que foi cumprido nesses papéis?
- Quais são as suas mais importantes realizações das quais mais se orgulha?

- Existe alguma coisa em particular que sente que precisa ser dito a seus entes queridos ou outras que gostaria de ter tempo para dizer novamente?
- Quais são suas esperanças e sonhos para seus entes queridos?
- O que você aprendeu sobre a vida e gostaria que fosse transmitido aos outros? Quais conselhos ou palavras gostaria de transmitir para alguém (filho, filha, esposo, esposa, pais, outros)?
- Existem palavras importantes, ou até instruções, que gostaria de oferecer para sua família?
- Na criação desse documento, existem outras coisas que gostaria que fossem incluídas?

O segundo momento consiste na criação de um documento que será editado pelo terapeuta com o objetivo de capturar a essência das respostas do paciente. O paciente o revisará e poderá compartilhar com quem desejar. Esse documento é denominado generativo ou legado.[15]

Alguns estudos avaliaram a eficácia dessa terapia, e o maior deles avaliou pacientes em cuidados paliativos, no hospital ou na comunidade, no Canadá, nos Estados Unidos e na Austrália, randomizados em três grupos: terapia da dignidade, cuidado centrado no cliente e cuidado paliativo usual.

O desfecho primário foi redução do desconforto em múltiplas dimensões antes e depois da intervenção conforme escalas de bem-estar espiritual (Functional Assessment of Chronic Ilness Therapy Spiritual Well-Being Scale), dignidade (Patient Dignity Inventory), depressão (Hospital Anxiety and Depression Scale), sintomas (itens do Structured Interview for Symptoms and Concerns), qualidade de vida (Quality of Life Scale), escala de sintomas de ESAS modificada (Edmonton Symptom Assessment Scale). Foram incluídos 441 pacientes, não sendo identificadas diferenças entre os três grupos nessas escalas acima citadas antes e depois das intervenções. Em desfechos secundários, o grupo que recebeu a Terapia da Dignidade revelou índices melhores e com significância estatística em escalas de relevância, melhora em qualidade de vida, senso de dignidade, em como familiares os veem e os apreciam e suporte para a família.[16]

Psicoterapia Individual Centrada no Sentido

A Psicoterapia Individual Centrada no Sentido foi desenvolvida por William Breitbart, adaptando a Logoterapia de Viktor Frankl a pacientes oncológicos. Ao longo de 7 sessões, o paciente discutirá com o terapeuta o sentido e propósito de sua vida, antes e depois do diagnóstico de câncer, no intuito de ressignificar sua vida na atual condição de doença.[17]

O trabalho de Viktor Frankl considera a existência de três conceitos básicos da vida do ser humano:[17]

1. **A constante necessidade do sentido:** a busca pelo sentido em nossa existência é uma força motivadora básica que modela o comportamento humano, é também uma característica que define os seres humanos.
2. **A vida sempre tem sentido:** Frankl acreditava que a vida, independentemente do momento, sempre tem um sentido. Se o indivíduo não o enxerga, é porque em algum momento se desconectou desse sentido. A constante busca por esse sentido então é imperativa.
3. **O indivíduo tem liberdade para escolher:** o indivíduo é livre para encontrar um sentido na sua existência e para escolher sua atitude frente ao sofrimento.

Todos precisam enfrentar a chamada "tríade trágica": culpa, sofrimento e morte. A culpa pode decorrer de não ter vivido a vida verdadeiramente, ter cometido erros, arrependimentos. A tarefa central é aliviar essa culpa completando tarefas, pedindo perdão, perdoando a si mesmo pelas imperfeições, tentando criar um senso coerente de sentido para a própria vida, aceitando quem é e a vida que viveu.[17]

Existem **4 fontes de sentido**:[17]

1. **Históricas:** baseadas em eventos de vida, sendo o sentido relacionado ao legado;
2. **Atitudinais:** referem-se a como o indivíduo se comporta frente a situações difíceis. Nesse caso, a morte é a última dificuldade encontrada. Nesse conceito, a atitude frente a uma tragédia pessoal se transforma em triunfo.
3. **Criativas:** incluem o trabalho como derivado do processo de criação, sendo o sentido o total engajamento na vida.
4. **Experienciais:** relacionamentos (consigo mesmo ou com os outros), contato com a beleza na natureza ou na arte.

Cada uma dessas fontes de sentido será trabalhada em uma das sete sessões, com o intuito de identificar em qual delas se encontra o sentido da vida do indivíduo.

Estudo com pacientes portadores de câncer em estádio III ou IV randomizou 120 pacientes a receber a psicoterapia individual centrada em sentido ou terapia de massagem. Foram avaliados por meio da aplicação de escalas antes da intervenção e 2 meses depois dela. O desfecho primário foi medida de bem-estar espiritual e qualidade de vida. Desfechos secundários foram ansiedade, depressão, desesperança e sintomas de desconforto. Ao final, 56% do total de 120 pacientes completou avaliação após 2 meses. Os pacientes submetidos a Psicoterapia centrada em sentido obtiveram melhora significativa em todos os desfechos primários.[18]

CONCLUSÃO

O entendimento de que a espiritualidade é um conceito mais amplo que engloba a religião, mas não se restringe a ela, é necessário em uma sociedade atual que parece ter se afastado dos rituais e tradições valorizados no passado. Cresce o número de pessoas sem religião ou religiosos não praticantes. Elas podem sofrer mais a respeito de questões de sentido e propósito, já que a religião pode trazer conforto e sentido frente ao sofrimento. Não faltam, contudo, conflitos relacionados a questões existenciais, abandono, desesperança, culpa e perda. A terminalidade pode ser a oportunidade para o alívio e a reparação ou a reafirmação da serenidade de um fim.

REFERÊNCIAS

1. Puchalski C, Ferrell B, Virani R, Otis-green S, Baird P, Bull J et al. Improving the quality of spiritual care as a dimension of palliative care : the report of the Consensus Conference (En castellano). Med Paliativa. 2009; 12(10):885–904.
2. IBGE. Censo Demográfico 2010: Características gerais da população, religião e pessoas com deficiência. Rio de Janeiro: Instituto Brasileiro de Geografia e Estatística. 2010.
3. Vilalta A, Valls J, Porta J, Viñas J. Evaluation of Spiritual Needs of Patients with Advanced Cancer in a Palliative Care Unit. J Palliat Med [Internet]. 2014;17(5):592–600. Disponível em: http://online.liebertpub.com/doi/abs/10.1089/jpm.2013.0569
4. Handzo GF, Flannelly KJ, Kudler T, Fogg SL, Harding SR, Hasan IYH, et al. What Do Chaplains Really Do? II. Interventions in the New York Chaplaincy Study. J Health Care Chaplain [Internet]. 2008; 14(1):39–56. Disponível em: http://www.tandfonline.com/doi/abs/10.1080/08854720802053853
5. Puchalski CM. Restorative medicine. In: Cobb M, Puchalski C, Rumbold B, editors. Oxford Textbook of Spirituality in Healthcare. 1st ed. New York: Oxford University Press. 2012:197–210.
6. Hudson R. Personhood. In: Cobb M, Puchalski C, Rumbold B (eds.). Oxford Textbook of Spirituality in Healthcare. 1st ed. New York: Oxford University Press. 2012:105–11.
7. Michaelis Dicionário Brasileiro da Língua Portuguesa [Internet]. [cited 2016 Nov 16]. Compaixão. Disponível em: http://michaelis.uol.com.br/busca?id=pWlw

8. Steffen PR, Masters KS. Does compassion mediate the intrinsic religion-health relationship? Ann Behav Med [Internet]. 2005; 30(3):217–24. Disponível em: http://www.ncbi.nlm.nih.gov/pubmed/16336073
9. Graber DR, Mitcham MD. Compassionate Clinicians. Holist Nurs Pract [Internet]. 2004; 18(2):87–94. Disponível em: http://content.wkhealth.com/linkback/openurl?sid=WKPTLP:landingpage&an=00004650-200403000-00006
10. Taylor C, Walker S. Compassion: luxury or necessity? In: Cobb M, Puchalski C, Rumbold B (eds.). Oxford Textbook of Spirituality in Healthcare. 1st ed. New York: Oxford University Press. 2012:135–43.
11. Back AL, Bauer-wu SM, Ph D. Compassionate Silence in the Patient – Clinician Encounter: J Pall Med. 2009; 12(12):113–117.
12. Keall RM, Clayton JM, Butow PN. Therapeutic life review in palliative care: A systematic review of quantitative evaluations. J Pain Symptom Manage [Internet]. 2015; 49(4):747–61. Disponível em: http://dx.doi.org/10.1016/j.jpainsymman.2014.08.015
13. Haber D. Life Review: Implementation, Theory, Research, and Therapy. Int J Aging Hum Dev [Internet]. 2006; 63(2):153–71. Disponível em: http://jshellman-reminiscence.wiki.uml.edu/file/view/Haber_LR_Rem_200.pdf
14. Sinclair S, Chochinov H. Dignity: a novel path into the spiritual landscape of the human heart. In: Cobb M, Puchalski C, Rumbold B (eds.). Oxford Textbook of Spirituality in Healthcare. 1st ed. New York: Oxford University Press. 2012:145–9.
15. Chochinov H. Dignity Therapy: final words for final days. 1st ed. New York: Oxford University Press, Inc. 2012:224.
16. Chochinov HM, Kristjanson LJ, Breitbart W, Mcclement S, Hack TF, Hassard T et al. The effect of dignity therapy on distress and end-of-life experience in terminallly ill patients : a randomised controlled trial. Lancet Oncol. 2011; 12(8):753–62.
17. Breitbart W, Poppito S. Individual Meaning-Centered Psychotherapy for Patients with Advanced Cancer: a treatment manual. 1st ed. New York: Oxford University Press. 2014:112.
18. Breitbart W, Poppito S, Rosenfeld B, Vickers AJ, Li Y, Abbey J et al. Pilot randomized controlled trial of individual meaning-centered psychotherapy for patients with advanced cancer. J Clin Oncol. 2012; 30(12):1304–9.

Pesquisa em espiritualidade

Rachel Pimenta Simões Riechelmann

INTRODUÇÃO

O termo *espiritualidade* alude a algo que transcende, algo etéreo e, portanto, subjetivo. Essa subjetividade é um dos grandes desafios no desenvolvimento de pesquisas nesse campo. Apesar da importância desse aspecto humano, devido ao seu potencial de influenciar atitudes e percepções de vida e de doença, pesquisas nesse tema têm sido pouco desenvolvidas.

Especificamente na área de oncologia, há poucos estudos sobre espiritualidade e seus aspectos correlatos em pacientes com câncer.[1,2] E a escassa literatura existente apresenta problemas metodológicos que normalmente prejudicam a interpretação dos estudos. Por exemplo, muitos deles misturam pacientes oncológicos com doenças de diferentes estágios, em que a perspectiva sobre espiritualidade de um doente curado pode ser completamente distinta daquela de um com doença metastática. Outros exemplos, a serem discutidos adiante, incluem problemas metodológicos de desenho de estudo, mau controle de vieses e fatores de confusão e objetivos maldefinidos.

Um estudo clínico em oncologia é uma pesquisa voltada a novas estratégias para prevenção e tratamento de pacientes com câncer. Esses estudos investigam novas drogas, suas combinações, novos tratamentos com cirurgia e/ou radioterapia, além de avanços na terapia gênica. Os estudos clínicos são divididos em diferentes fases. Geralmente, são divididos em três fases (I a III). Nas iniciais I e II, o objetivo é definir a segurança de uma nova droga ou combinação e o respectivo perfil de toxicidade, assim como evidência preliminar de eficácia. Na fase III, compara-se o efeito da nova intervenção com o tratamento padrão. E, se o resultado for positivo, um novo padrão de tratamento é estabelecido. Esse processo de desenvolvimento de drogas em oncologia é bem conhecido. Em contraste, no âmbito da pesquisa em espiritualidade, "o como medir", "o quando medir", "o que medir" e "em quem medir" essa espiritualidade são campos abertos a serem explorados.

O objetivo deste capítulo é discutir e propor metodologias de estudos clínicos em espiritualidade na área de oncologia. Longe de ser um *compendium* sobre o tema, ele tem a modesta proposta de auxiliar investigadores iniciantes no tema a desenvolver seus estudos em espiritualidade. Para tanto, seguem exemplos dos desafios encontrados na condução dos estudos nesta área.

DEFINIÇÃO DE OBJETIVOS E DESFECHOS EM ESPIRITUALIDADE

Objetivo e desfecho são conceitos distintos. Objetivo é aquilo que queremos avaliar ou medir; desfecho é como fazê-lo. Em oncologia, a sobrevida global é o desfecho padrão para demonstrar o benefício clínico/eficácia, sendo definido como o tempo desde o início da intervenção (ex.: primeira dose de quimioterapia ou dia da cirurgia) até a morte por qualquer causa. Outro desfecho comumente utilizado é a sobrevida livre de progressão, que se define como o tempo entre o início da intervenção e a progressão tumoral, determinada por exames de imagem ou morte, o que ocorrer primeiro. Ambos, sobrevida global e sobrevida livre de progressão, medem algo palpável, objetivo e relativamente fácil de ser medido: morte e crescimento tumoral visto em tomografias computadorizadas, respectivamente.

Mas como medir as percepções, as experiências e os sentimentos, que são facetas da espiritualidade? Sem dúvida, a parte mais difícil no estudo clínico da espiritualidade é a sua definição. Como definir espiritualidade? Como quantificá-la? Como estimar diferenças entre grupos para que possamos calcular o vulto da amostra de um estudo? Como levar em conta os aspectos culturais e religiosos dos participantes?

Uma revisão sistemática reportou que espiritualidade foi definida e medida de maneiras distintas na literatura, classificando o tema em categorias cognitiva (atitudes e crenças), comportamental (práticas) e afetiva (sentimentos associados), ou em "medidas" avaliadas por instrumentos sobre bem-estar espiritual, enfrentamento espiritual e demandas/necessidades espirituais.[2,3]

Cada forma de medir ou avaliar um dos aspectos da espiritualidade tem suas limitações e não há uma estratégia padrão. Conhecer essa heterogeneidade de mensuração sobre espiritualidade é importante para uma adequada interpretação da literatura e planejamento de estudos.

A espiritualidade é comumente medida por meio de instrumentos (questionários) desenvolvidos e validados para mensurar aspectos particulares da espiritualidade. Existem muitos questionários sobre espiritualidade na literatura, sendo vários deles traduzidos e adaptados para o português do Brasil.[4] Alguns exemplos mais utilizados incluem: a Escala de Bem Estar Espiritual e o *Functional Assessment of Chronic Illness-Therapy* (FACIT-Sp), que medem bem-estar espiritual; a Escala de Enfrentamento Espiritual/Religioso, que avalia a influência da religiosidade/espiritualidade no enfrentamento,[4] e, mais recentemente, o *Spiritual Needs Assessment for Patients* (SNAP), que quantifica necessidades espirituais dos participantes.[5]

Em termos práticos, recomenda-se que no planejamento de estudos em espiritualidade o objetivo seja claro quanto ao aspecto que os investigadores querem abordar. Isso é crucial para a seleção do instrumento de mensuração específico. Por exemplo, temos um estudo em andamento no Instituto do Câncer do Estado de São Paulo (ICESP) no qual avaliaremos as necessidades espirituais de pacientes oncológicos em estágios variados de doença. Para isso, selecionamos um instrumento específico que se propõe a medir demandas espirituais, tais como necessidades de práticas espirituais pelos pacientes e diálogo com equipe de saúde sobre o tema. O instrumento em questão é o SNAP, que foi traduzido e adaptado culturalmente para o português do Brasil pelo nosso grupo.[6] Se o estudo planejado for de intervenção, uma sugestão é avaliar algo como bem-estar espiritual, por exemplo, em que o escore total do instrumento especifico pode ser comparado pré e pós-intervenção ou entre grupos se o estudo for randomizado.

Após definir o objetivo, é preciso elaborar o desfecho. Nesse exemplo de um estudo de intervenção para avaliar bem-estar espiritual é preciso definir, *a priori* e com detalhamento, o tipo de intervenção, quando, como e por quem será feito. Deve-se definir, também, qual a diferença entre o antes e o depois da intervenção (ou entre grupos) a ser considerada, clínica e estatisticamente, positiva. Por exemplo, imagine que se quer fazer um estudo para avaliar se a prática de meditação melhora o bem-estar espiritual. Aqui o objetivo é bem-estar espiritual, com o desfecho podendo ser definido pelo: aumento no escore total de bem-estar espiritual medido pelo questionário X, que será aplicado antes e após 8 sessões de meditação praticadas 2 vezes por semana, de 20 minutos cada, durante 4 semanas. Para o cálculo do vulto da amostra é necessário definir alguns parâmetros, entre eles a diferença entre os grupos pré- e pós-meditação, que poderia ser, por exemplo, de 10 pontos no escore total ou um desvio padrão na comparação entre as médias de escores, além de erros tipos I e II.[7]

Em oncologia, significância estatística nem sempre se correlaciona com significância clínica, o que também se aplica a estudos em espiritualidade. Ao voltar ao exemplo do estudo de meditação e bem-estar espiritual, é de considerar que o instrumento de bem-estar tem um escore que varia de 50 a 100 pontos (quanto maior o escore, melhor o bem-estar) e que a comparação das médias pré- e pós-intervenção resultou em ganho estatisticamente significativo. Para um paciente do grupo, a meditação resultou em uma diferença de 3 pontos no escore do instrumento. Mesmo o estudo sendo estatisticamente positivo pelo resultado da comparação das médias, o aumento de três pontos no escore total de bem-estar espiritual é clinicamente significativo?

A resposta é que não sabemos quais as diferenças nesse instrumento que são correlacionadas com benefício clínico. Estudos em qualidade de vida geral com o instrumento QLQ-C30 demonstraram que um aumento médio de pelo menos 10 pontos em relação à linha de base está associado a benefício clínico percebido pelo paciente.[8] Em espiritualidade, essas associações não foram estudadas.

Uma revisão sistemática conduzida pelo nosso grupo[2] sobre a influência da espiritualidade na qualidade de vida de pacientes oncológicos identificou que 82,2% dos estudos se reportaram à associação estatisticamente positiva entre qualidade de vida e espiritualidade. Esse achado sugere que a espiritualidade é um aspecto importante do bem-estar individual, devendo ser incluída como domínio nos instrumentos de qualidade de vida. Portanto, são necessários estudos prospectivos para a determinação de quais são os ganhos em instrumentos de espiritualidade que se correlacionam com a percepção do paciente sobre a melhor qualidade de vida, o bem-estar e/ou o melhor aspecto da espiritualidade em questão.

TIPOS DE ESTUDO

A rigor, tanto os estudos de intervenção quanto os observacionais podem ser utilizados na área de espiritualidade em oncologia. A seguir, são abordados cada desenho e suas implicações.

Os estudos prospectivos são aqueles cujo evento de interesse ainda não aconteceu, isto é, há a necessidade de um seguimento predeterminado do participante para avaliação do evento. Esses estudos podem ser de intervenção, nos quais o participante da pesquisa recebe alguma intervenção experimental, observacional ou os chamados desenhos *quasi*-experimentais.

Estudos prospectivos observacionais são aqueles em que o participante de pesquisa não recebe nenhuma intervenção experimental, apenas é acompanhado pelo investigador com intuito de se avaliar o evento de interesse. Por exemplo, os estudos sobre toxicidade tardia de um tratamento, os fatores de risco para uma doença e a prática de orações etc.

O desenho *quasi*-experimental se refere a estudos nos quais há intervenção, mas essa não tem capacidade de afetar a saúde física do participante, como drogas, procedimentos cirúrgicos ou testes diagnósticos. A intervenção em questão costuma ser um questionário, como, por exemplo, os instrumentos de avaliação neuropsicológica e cognitiva, qualidade de vida ou fadiga. Esses instrumentos tentam medir variáveis subjetivas, isto é, tentam transformar algo subjetivo em objetivo e, assim, gerar medidas de comparação intra e entre estudos. Esse tipo de desenho é um dos mais utilizados para avaliar espiritualidade em oncologia.[2]

Os estudos *quasi*-experimentais podem ser prospectivos quando o participante responde ao questionário mais de uma vez, com intervalo predeterminado, permitindo, assim, que sejam observadas mudanças nos escores em diferentes tempos – o que é muito importante –, já que percepção sobre espiritualidade é algo dinâmico. E também podem ser transversais, por meio dos quais se "fotografa" uma situação, isto é, o participante completa o questionário uma única vez – geralmente os resultados são reportados em médias ou frequências com suas respectivas medidas de dispersão. Questionários também podem conter questões abertas, nas quais o participante tem a liberdade de escrever a resposta, ainda que essa não possa ser o desfecho principal em virtude da sua subjetividade e heterogeneidade.

O estudo clínico randomizado (ECR) confere o melhor desenho para que se avaliem as intervenções cujo desfecho é uma variável subjetiva, como percepção do paciente sobre espiritualidade. Isso porque a randomização permite que o experimento seja controlado, reduzindo vieses, conforme discutido adiante e, consequentemente, diminuindo as chances de resultados falso-positivos ou negativos. O ECR envolve intervenção por definição, e a randomização, em um tamanho de amostra adequadamente calculado, assume que ambos os braços do estudo têm características homogêneas e que a única diferença entre eles é a intervenção em questão. Por isso, quando o resultado é positivo, sugere-se fortemente que a diferença é causada diretamente pela intervenção. Esses estudos são mandatórios para se provar se uma intervenção é realmente eficaz e segura para ser incorporada na assistência ao paciente. Exemplos de estudos de intervenção em espiritualidade incluem estratégias para melhorar o bem-estar espiritual, como técnicas de relaxamento, sessões de psicoterapia dirigida ao tema, acesso a líder religioso no ambiente hospitalar e programas educativos dirigidos a equipes de profissionais de saúde.

Estudos retrospectivos em espiritualidade são incomuns porque aspectos de espiritualidade não costumam constar das avaliações de profissionais de saúde na prática diária. No entanto, a incorporação de avaliações de rotina sobre aspectos de espiritualidade, como, por exemplo, práticas religiosas, meditação e orações, pode proporcionar a condução de estudos retrospectivos e até populacionais nesse tema.

Um outro tipo de estudo importante em espiritualidade em doentes oncológicos é o desenvolvimento, validação e adaptação cultural de instrumentos de mensuração. A validação de um instrumento é um processo complexo e trabalhoso para avaliar suas propriedades psicométricas, ou seja, a acurácia com que um questionário mensura determinada variável, o que é feito em várias etapas por meio de testes estatísticos que avaliam confiabilidade e validade.[9]

A discussão e o detalhamento de como conduzir validação formal de questionários são complexos e não participam do escopo deste capítulo. Todavia, não se considera necessária a validação formal para questionários amplamente validados em outras línguas, como o instrumento *Functional Assessment of Chronic Illness-Therapy* (FACIT).[9] Isso seria trabalhoso, demorado e "burocrático", sem necessariamente trazer benefícios científicos. Portanto, nesses casos, a tradução/retradução e a adaptação cultural e de idioma podem ser substitutas da validação formal para facilitar e impulsionar estudos em espiritualidade em várias regiões do Globo. Na nossa adaptação cultural do questionário SNAP sobre necessidades espirituais, o conteúdo ficou muito semelhante ao original e houve fácil entendimento pelos pacientes com pequenos ajustes culturais.

COMO EVITAR VIESES POTENCIAIS EM ESTUDOS SOBRE ESPIRITUALIDADE?

Os vieses são erros sistemáticos que podem invalidar o resultado de um estudo. Em outras palavras, são problemas metodológicos que podem acabar derivando em resultados falso-negativos ou falso-positivos. Em função de sua complexidade e subjetividade, estudos em espiritualidade ficam particularmente sujeitos a determinados vieses que serão discutidos a seguir, e os principais em estudos clínicos são observação, seleção, mensuração e perdas.

Um desses vieses a ser considerado no planejamento de estudos de espiritualidade é o chamado efeito *Hawthorne*, que é um tipo de viés de observação sob a perspectiva do participante, em que se pode apresentar melhor *performance* apenas por estar sendo observado.[10] Isso é causado pelo efeito "placebo" da intervenção em si, conforme o exemplo em no nosso estudo sobre meditação para o bem-estar espiritual: se o estudo for positivo, não sabemos se a melhora do "bem-estar" é em razão da meditação ou simplesmente pela maior atenção e companheirismo durante o estudo ou, ainda, pelo significado emocional da própria participação. A única forma de controlar esse fenômeno é a randomização. Obviamente, não é viável conduzir um ECR para responder a cada pergunta científica. Por isso, estudos não controlados são úteis e aceitos, mas sempre levando em consideração esse tipo de viés, de modo que um resultado sugira, mas não prove a causalidade.

Já o viés de observação relacionado ao investigador pode ocorrer quando a avaliação é feita por ele. Como geralmente os estudos de espiritualidade utilizam questionários preenchidos pelos próprios pacientes, esse viés é menos relevante. Porém, para evitá-lo, ressaltamos que é crucial o pesquisador não interferir na interpretação ou no processo de resposta dos participantes diante dos instrumentos do estudo.

O viés de seleção diz respeito à validade externa de um estudo, isto é, se houver seleção imparcial ou desproporcional de uma população de estudo, o resultado muda. Em espiritualidade é difícil evitar esse tipo de viés porque os estudos tendem a recrutar pacientes de localidades relativamente homogêneas e, assim, o resultado do estudo não se aplica a outras populações. Por exemplo, se um estudo sobre enfrentamento espiritual for realizado entre participantes predominantemente mulçumanos, esse resultado pode não se aplicar a cristãos ou ateus. Vesse tipo de viés de seleção também se refere à inclusão seletiva de participantes quanto a sexo, idade, crença religiosa, região demográfica, condições socioeconômicas, cultura, estádio de doença etc. Recomenda-se que para os estudos pequenos (N = 50-60), a seleção de pacientes seja homogênea, a fim de se avaliarem questões específicas naquela população; já para os estudos maiores, populações mais heterogêneas podem ser consideradas, já que análises exploratórias ajustadas (análises multivariadas) poderão ser feitas com o intuito de avaliar subgrupos. Em ECR, a randomização pode corrigir vieses de seleção. Já os estudos prospectivos não controlados podem ser desenhados com pareamento (idade, sexo, crença religiosa etc.) para evitar que esses vieses prejudiquem a análise de interpretação de resultados.

O viés de mensuração se refere à acurácia da medida *per se*, isto é, a validade interna, o que envolve a validação do instrumento, a aplicação correta pelo investigador, o local e o momento de aplicação do questionário, além de intervalos de avaliação etc. Por exemplo, o índice de um instrumento de bem-estar espiritual pode mudar se ele for aplicado antes da consulta com oncologista ou após, quando o paciente teve a notícia de que houve piora da doença. A forma de aplicar um instrumento é extremamente importante. Espiritualidade é algo sensível e deve ser avaliada em local calmo. O investigador deve ter atitude respeitosa com o participante e garantir sua privacidade. Além disso, conforme discutido, o pesquisador não pode influenciar as respostas do participante do estudo. Um aspecto fundamental para evitar viés de mensuração é certificar-se se o participante compreende as questões do instrumento. O investigador deve explicar o objetivo do estudo e o conteúdo geral do questionário, mostrar disponibilidade para responder dúvidas e averiguar se o participante saiba ler e escrever; caso contrário, uma testemunha imparcial pode representá-lo.

Um problema que pode ocorrer em qualquer estudo de questionários e, então, resultar em erros é o que chamamos de *missing data* ou dados faltantes, o que ocorre quando o participante deliberadamente ou por falta de atenção deixa de responder algumas questões. Se isso for percebido no final do estudo, serão necessárias análises complexas para estimar os índices totais, imputar dados ou até excluir questionários muito incompletos da análise. Para evitar esse problema, recomenda-se verificar todo o questionário logo após o participante responder, sempre com rapidez para não violar a privacidade e o anonimato das respostas e com o intuito de detectar dados faltantes. Se encontrar, indagar o participante se gostaria de completar/responder o item X ou se prefere deixar em branco. Na nossa experiência, a maioria não completou o questionário por falta de atenção, e muitos dados faltantes são preenchidos após essa verificação.

Por último, há a considerar os fatores de confusão. Um deles diz respeito a uma variável associada tanto à causa quanto ao efeito e, portanto, pode prejudicar a interpretação de causalidade. Por exemplo, um estudo reporta maior enfrentamento espiritual e qualidade de vida entre pacientes que frequentam templos religiosos. Ao mesmo tempo, a maioria desses frequentadores são mulheres. O maior enfrentamento está associado a ambas variáveis, mas qual delas apresenta a relação causal, o sexo feminino ou a prática de visitar templos religiosos? Nesse caso, uma análise multivariada ajustando para diversos fatores potencialmente associados a maior enfrentamento, incluindo sexo e visitas aos templos religiosos, pode elucidar a questão. No entanto, nem sempre isso é simples, visto que a causalidade precisa ser provada de forma prospectiva e temporal.

ASPECTOS ÉTICOS

Todo estudo em seres humanos, antes de seu início, deve ser avaliado e aprovado por um comitê de ética em pesquisa independente. Estudos prospectivos ou transversais, nos quais o paciente oncológico está vivo, devem sempre conter um termo de consentimento livre esclarecido (TCLE), que deve ser assinado pelo participante e pesquisador antes de qualquer procedimento do estudo. Os princípios da pesquisa e o conteúdo do TCLE, seguem as regras mundiais da Declaração de Helsinque, em que o esperado benefício ao participante deve superar os riscos envolvidos. O TCLE deve conter, em linguagem leiga e de fácil compreensão (evitar termos técnicos), informações sobre os objetivos do estudo, riscos e potenciais benefícios, descrição da intervenção, se houver, ou do questionário, número de participantes e contato do pesquisador em caso de dúvidas, além da garantia de confidencialidade dos dados do participante e sua completa voluntariedade no que diz respeito à participação ou desistência do estudo. Cada instituição tem seu formato padrão de TCLE que deve ser seguido, sendo importante incluir nele que mesmo os estudos com questionários podem oferecer riscos ao participante, como, por exemplo, o indivíduo se sentir angustiado com alguns itens do instrumento em questão.

A delicadeza e o respeito do pesquisador são mandatórios frente a crenças, práticas religiosas ou ateísmo do participante. Qualquer interferência do investigador em termos de julgamento pode não só ofender o participante, como também influenciar o resultado do estudo. Nesse contexto, a imparcialidade e a postura profissional científica do pesquisador são fundamentais.

CONCLUSÃO

O estudo da espiritualidade humana em oncologia, assim como em outras áreas da medicina, é de grande importância uma vez que pode influenciar atitudes, percepções e expectativas do paciente em relação ao enfrentamento do tratamento do câncer. Nesse contexto, a espiritualidade pode, ainda, potencialmente influenciar a aceitação a terapias antineoplásicas e procedimentos cirúrgicos, além de favorecer a aceitação de desfechos oncológicos nem sempre positivos.

A pesquisa da espiritualidade humana em oncologia é um campo vasto, aberto e fascinante a ser explorado. Para isso, é necessário implementar metodologia científica adequada, população, objetivo e desfechos predeterminados com cuidadosa seleção dos instrumentos de mensuração, plano de análise conciso e claro, garantindo integridade científica e ética dos pesquisadores.

REFERÊNCIAS

1. Guedert JM, Grosseman S. Abordagem dos problemas éticos em pediatria: sugestões advindas da prática. Rev Bras Educ Med. 2011; 35(3):359–68.
2. Toloi D, Pereira F, Riechelmann R. Spirituality and Quality of Life in Oncology: a systematic review. No prelo.
3. Monod S, Brennan M, Rochat E, Martin E, Rochat S, Clinepi MM et al. Instruments Measuring Spirituality in Clinical Research: A Systematic Review. J Gen Intern Med. 2011; 26(11):1345–57.
4. I GL, Lamas A, Lucchetti G, Iii HV, Federal U, Fora DJ De, et al. Measuring spirituality and religiosity in clinical research: a systematic review of instruments available in the Portuguese language Aferindo espiritualidade e religiosidade na pesquisa clínica: uma revisão sistemática dos instrumentos disponíveis para a língua portuguesa. 2013;131(2).
5. Sharma RK, Astrow AB, Texeira K, Sulmasy DP. The Spiritual Needs Assessment for Patients (SNAP): Development and Validation of a Comprehensive Instrument to Assess Unmet Spiritual Needs. J Pain Symptom Manage [Internet]. 2012;44(1):44–51. Disponível em: http://dx.doi.org/10.1016/j.jpainsymman.2011.07.008
6. Toloi DDA, Uema D, Matsushita F, Antonio P, Branco TP, Tomie F et al. Validation of questionnaire on the Spiritual Needs Assessment for Patients (SNAP) questionnaire in Brazilian Portuguese. 2016;1–10.
7. Bariani GM, Ferrari ACRDC, Precivale M, Arai R, Saad ED, Riechelmann RP. Sample Size Calculation in Oncology Trials Quality of Reporting and Implications for Clinical Cancer Research. 2015; 38(6):570–4.

8. Osoba BD, Rodrigues G, Myles J, Zee B, Pater J. Interpreting the Significance of Changes in Health-Related Quality-of-Life Scores. 2017; 16(1):139–44.
9. Giancarlo L, Alessandra LGL, Juliane PBG, Homero PV. Validation of the Portuguese Version of the Functional Assessment of Chronic Illness Therapy – Spiritual Well-Being Scale (FACIT-Sp 12) Among Brazilian Psychiatric Inpatients. J Rel Health. February 2015; 54(1):112–21.
10. Mccambridge J, Witton J, Elbourne DR. Systematic review of the Hawthorne effect: New concepts are needed to study research participation effects. J Clin Epidemiol [Internet]. 2014;67(3):267–77. Disponível em: http://dx.doi.org/10.1016/j.jclinepi.2013.08.015.

Capítulo 12

O papel do capelão como membro da equipe multiprofissional de saúde

Robson Mendes Pedroso

CAPELANIA

A origem do termo *capelania* contém algumas versões históricas que buscarei apenas para resumir o que é mais comumente encontrado na literatura: no século IV d.C., São Martinho de Tours, nascido na Panônia (Hungria) em 316 e falecido em Candes, França, em 397, teria sido inicialmente um soldado romano que por volta de 337, próximo de Amiens, repartiu seu manto (capa) em duas partes para vestir um mendigo ao encontrá-lo nu e com frio na estrada. A seguir, teria sonhado com Cristo, chamando-o para a vida religiosa, vestido com a parte da capa com que o soldado havia coberto o mendigo. Em meados de 372 se tornou bispo da cidade de Tours.

Conta-se que na França de 1700, em tempos de guerra, o rei costumava mandar para os acampamentos militares uma relíquia de São Martinho de Tours (provavelmente parte da sua capa) dentro de um oratório. Essa relíquia era posta em uma tenda especial que recebia o nome de *capela*, a qual ficava sob a responsabilidade do sacerdote, conselheiro dos militares. Em tempos de paz, a capela voltava para o reino, ainda sob a responsabilidade do sacerdote, que continuava como líder espiritual para atender ao rei e, assim, ficou conhecido por capelão (sacerdote que cuida da capela). Em 1857, o Papa Pio IX reconhece o serviço Capelania, que já se estendia aos parlamentos, colégios, cemitérios e prisões.[1-3] No campo semântico encontramos capa, capela, capelão e capelania, ou seja, capelania é o serviço de assistência religiosa/espiritual de responsabilidade do capelão.

Já no século XIX, nos Estados Unidos e Inglaterra, começa a surgir um modelo mais definido de capelania com tendências à institucionalização da atividade. Iniciam-se discussões sobre psicologia pastoral, a necessidade de cooperação entre o clero (líderes religiosos) e a classe médica, vínculos sobre a saúde mental e a saúde física. Na virada para o século XX, psicólogos, teólogos, clérigos, médicos e psicoterapeutas passam a discutir a experiência religiosa e a busca da saúde para "o homem inteiro". O capelão Anton Boisen (1876-1966), formado pela Universidade de Harvard, assume uma capelania no Hospital Estadual de Worcester para doentes mentais, sendo o primeiro a introduzir estudantes de teologia num hospital psiquiátrico para treinamento pastoral clínico, o que fazia parte dos trabalhos rotineiros do hospital. Boisen é considerado pela literatura moderna um dos fundadores do treinamento pastoral clínico.[2,4]

No mesmo período dos trabalhos de Boisen nos EUA, surgiam no Reino Unido os trabalhos do capelão Leslie Weatherhead (1893-1976), estudioso da natureza psicossomática de algumas doenças, e a ajuda de capelães religiosos na recuperação de pessoas com tais doenças. Leslie criou seminários de debates reunindo psicologia, medicina e psicanálise. O trabalho de Leslie contribuiu para firmar as atividades de capelania hospitalar daquele tempo.[2,4]

Em 1858, a Igreja Católica inicia a capelania no Brasil na área militar, com o nome de Repartição Eclesiástica, abolida em 1899. Em 1944, o serviço é restabelecido durante a Segunda Guerra Mundial com o nome de Assistência Religiosa das Forças Armadas, sendo criada na mesma época a Capelania Evangélica para proporcionar a presença de capelães evangélicos na Força Expedicionária Brasileira (FEB).[2]

Hoje, o serviço de capelania continua ativo no meio militar, ampliando sua abrangência para estabelecimentos prisionais e hospitais. No Brasil, esse serviço é amparado pelas seguintes leis:

> Lei Nº 6.923, de 29 de junho de 1981. Artigo 2º – O Serviço de Assistência Religiosa tem por finalidade prestar assistência religiosa e espiritual aos militares, aos civis das organizações militares e às suas famílias, bem como atender a encargos relacionados com as atividades de educação moral realizadas nas Forças Armadas.[5]
>
> Lei Nº 10.066, de 21 de julho de 1998. Artigo 2º – É garantida a livre prática de culto para todas as crenças religiosas.[6]

Lei Nº 9.982, de 14 de julho de 2000. Artigo 1º – Aos religiosos de todas as confissões assegura-se o acesso aos hospitais da rede pública ou privada, bem como aos estabelecimentos prisionais civis ou militares, para dar atendimento religioso aos internados, desde que em comum acordo com estes ou com seus familiares no caso de doentes que já não mais estejam no gozo de suas faculdades mentais.[7]

CAPELANIA HOSPITALAR

Nos serviços modernos de saúde existem dois tipos de capelania hospitalar:

- **Capelania Denominacional:** é o serviço de capelania hospitalar mais antigo e comum de encontrarmos. É um serviço realizado por líderes religiosos para o atendimento de pacientes das suas próprias religiões. Normalmente esse capelão é um padre ou pastor que também pode atender pacientes de outras religiões conforme a demanda do hospital, porém, em razão do próprio repertório religioso que possui, o atendimento mais adequado é realizado aos fiéis de suas respectivas religiões. Esse serviço de atendimento religioso, na sua grande maioria, é oferecido de forma voluntária.[8]
- **Capelania Profissional:** é um tipo de serviço mais recente e difícil de encontrarmos em hospitais no Brasil. O capelão é um profissional contratado (remunerado) pela instituição de saúde para atender às necessidades dos pacientes de todas as origens religiosas/espirituais, incluindo aqueles que se consideram espiritualizados, mas que não têm nenhuma religião. Nos EUA, esse capelão profissional pode ser certificado por organizações como a Association of Professional Chaplains – USA (Associação de Capelães Profissionais dos Estados Unidos da América), que, em 2012, contava com cerca de 4.100 membros.[8]

No Brasil, não há uma organização certificadora que regulamente o perfil desse profissional, mas pode ser desejado pelo hospital (como instituição de saúde contratante). O capelão a ser contratado precisa ter curso superior em Teologia ou em Ciências da Religião, experiência no atendimento religioso e assistência espiritual, conhecimento conceitual de diversas religiões e cursos complementares, como, por exemplo, de Capelania Hospitalar, Aplicações Clínicas da Espiritualidade em Saúde, entre outros afins.

Relevância da incorporação de um serviço de capelania em hospitais

O serviço de capelania hospitalar sempre foi muito importante no meio religioso. Visitar pessoas enfermas e hospitalizadas para lhes oferecer algum tipo de alívio nesse momento de fragilidade é parte do conceito de "fazer o bem ao próximo", adotado por praticamente todas as filosofias religiosas. Porém, nas últimas décadas, a relevância do serviço religioso/espiritual oferecido ao paciente hospitalizado passou também a ser notado à margem do meio religioso. A área da saúde passou a evidenciar, por meio de um grande número de pesquisas científicas, um considerável ganho na qualidade de vida dos pacientes que tem fé religiosa/espiritual e, entre tais ganhos, podemos mencionar por exemplo: melhor aceitação do tratamento de saúde e da hospitalização, aumento da imunidade, menores índices de depressão e ansiedade, melhor enfrentamento da enfermidade com mais esperança, força e um propósito para viver, gozando, assim, de melhora na qualidade de vida.[9] Com base nessa produção científica evidenciando a relação entre saúde, qualidade de vida e religiosidade/espiritualidade, as principais organizações normatizadoras em saúde incluíram o cuidado espiritual no atendimento aos pacientes hospitalizados em suas recomendações, conforme segue:

- **Organização Mundial da Saúde (OMS)** – Desde 1988, incluiu a dimensão espiritual no conceito multidimensional de saúde;[9,10]
- Nos EUA, a **Associação Médica Americana**, em uma "declaração sobre cuidados de final de vida (2005)", (...) sinaliza que os médicos prestem atenção nos objetivos e valores pessoais da pessoa na fase final de vida. E que os pacientes devem confiar que seus valores pessoais terão uma prioridade razoável, (...) incluindo o cuidado das suas necessidades espirituais.[11]
- A **Associação Médica Mundial (AMA)**, na Declaração sobre os Direitos do Paciente, revista na 171ª. Seção do Conselho, Santiago, outubro de 2008, (...) ressalta que "o paciente tem direito à assistência religiosa".[11]
- A **Declaração Universal sobre Bioética e Direitos Humanos da Unesco** (Unesco, 19/10/2005) apresenta como fundamento uma visão antropológica integral, holística, contemplando a "dimensão espiritual" do humano, "tendo igualmente presente que a identidade de um indivíduo inclui dimensões biológicas, psicológicas, sociais, culturais e espirituais".[11]

- **Joint Commission International (JCI) – Manual de Padrões de Acreditação.** Por notar que os valores espirituais dos pacientes afetam a maneira como respondem ao tratamento, incluiu uma norma de acreditação, requerendo das instituições de saúde que tratem das necessidades espirituais dos doentes (2005).[12]

Outro dado importante para corroborar a relevância de um atendimento religioso/espiritual hospitalar especializado é a quantidade de pacientes religiosos e ou espiritualizados nos hospitais. Nesse ponto irei me ater apenas a dados brasileiros. Segundo pesquisa do Instituto de Pesquisa Datafolha,[13] 97% dos brasileiros afirmam acreditar totalmente na existência de Deus; 2% dizem ter dúvidas e 1% não acredita. Mesmo entre os que disseram não ter uma religião, 81% alegaram acreditar que Deus existe, ou seja, a grande maioria da população e subsequentemente dos pacientes que chegam aos hospitais são religiosos e ou espiritualizados, tornando-se potencialmente relevante o atendimento nessa área. E ainda podemos incluir os próprios profissionais da saúde, que lidam com doenças, sofrimento e morte todos os dias, e que também podem se beneficiar com o apoio da capelania.

Acredito que a essa altura já seja possível afirmarmos a relevância da incorporação de um serviço de capelania hospitalar especializado que possa dar atendimento às necessidades religiosas/espirituais dos pacientes, familiares, cuidadores e profissionais de saúde.

A atuação do capelão hospitalar profissional

O capelão, membro da equipe multidisciplinar do hospital, é o responsável por tratar de todas as questões relacionadas à espiritualidade, como um agente facilitador nesse quesito entre o corpo clínico, demais profissionais do hospital e os pacientes/familiares. Cabe a ele:

- Elaborar e aplicar instrumentos para identificação da situação atual e acompanhamento do desenvolvimento do paciente em relação à sua espiritualidade, como, por exemplo:
- *Avaliação Inicial e Evolução do Serviço de Capelania:* esse instrumento objetiva avaliar o perfil religioso/espiritual do paciente, ou seja, identificar se o paciente costuma utilizar os recursos encontrados em sua crença religiosa/espiritual como estratégia de enfrentamento diante de circunstâncias adversas da vida e de que forma o faz, positivamente (provendo resiliência e bem-estar) ou negativamente (provendo estresse e sofrimento). Para isso, a elaboração desse instrumento pode ter como base

estas escalas de espiritualidade: FICA,[14,15] HOPE,[14,15] SPIRIT,[15] Copping Religioso Espiritual (CRE)[16] e outras.

  - *Procedimento Operacional Padrão (POPs) de crenças e valores religiosos/espirituais:* auxilia os profissionais do hospital que prestam atendimento a pacientes que tenham em suas crenças religiosas algumas restrições que devam ser respeitadas, como horários de orações, alimentação ou cuidados específicos com o corpo em caso de óbito.
  - *Ficha de Cadastro de Religiosos Visitantes, Banco de Dados etc.*

- Auxiliar o paciente e seus familiares na melhor aceitação do prognóstico, oferecendo recursos que possam impactar na adesão ao tratamento proposto.
- Traduzir o discurso religioso do paciente ou dos seus familiares aos demais membros da equipe de saúde, identificando na fraseologia religiosa a existência de potenciais geradores de estresse e sofrimento ou facilitadores de enfrentamento provenientes do contexto religioso em que estão inseridos.
- Abordagem com argumentação religiosa/espiritual com base na crença do paciente para auxiliar no fortalecimento do Perfil Religioso Positivo (Resiliente) ou minimizar o Perfil Religioso Negativo (Gerador de Estresse).
- Identificar no paciente "dor espiritual ou sofrimento espiritual" e auxiliar no tratamento.
- Proporcionar alívio, consolo e conforto espiritual ao paciente e seus familiares, ajudando-os a encontrar significado em meio ao sofrimento conforme a fé religiosa/espiritual que apresentarem.
- Prestar suporte religioso/espiritual também aos profissionais de saúde quando solicitado.
- Realizar cerimônias religiosas, orações, leituras, entre outros ritos relacionados às crenças religiosas dos pacientes. Desde que o paciente ou seus familiares reconheçam na figura do capelão habilitação espiritual para tal.
- Receber religiosos de qualquer credo que venham oferecer atendimento aos membros de suas comunidades que estão hospitalizados, cadastrando-os no banco de dados da capelania e orientando sobre a rotina hospitalar e os limites na visitação e ritos, de forma a garantir a segurança e o cuidado espiritual especializado ao paciente e ainda proteger o hospital de extremismos religiosos.

- Evidenciar em prontuário o desenvolvimento do trabalho realizado pela capelania com cada paciente.
- Acompanhar, acolher e esclarecer dúvidas dos familiares em caso de óbito. Essa função também é comumente realizada por assistentes sociais.
- Trabalhar em conjunto com o paciente o seu "bem-estar espiritual", por meio da reconciliação com familiares e até mesmo com Deus (ou com sua crença pessoal).
- Respeitar a prioridade de acesso da equipe médica ao paciente.
- Oferecer para a equipe multiprofissional do hospital cursos ou palestras que capacitem outros profissionais a identificar possíveis demandas religiosas/espirituais nos pacientes hospitalizados.
- Participar das reuniões multiprofissionais para discussão de caso dos pacientes, contribuindo com médicos, enfermeiros, psicólogos, assistentes sociais e demais profissionais na elaboração de planos de cuidados que possam abranger todas as suas possíveis demandas: biológicas, psíquicas, sociais e espirituais.

O capelão hospitalar profissional, como qualquer outro profissional que se proponha a atender demandas religiosas/espirituais de pacientes hospitalizados, quando for realizar os atendimentos, precisa ter bem definido o conceito de que ao entrar no quarto do paciente deve deixar suas crenças pessoais, preconceitos ou "verdades religiosas" de lado. Lembrando que nesse momento está ali como um profissional da saúde, que como tal deve se centrar, se dedicar em atingir apenas uma meta; o bem-estar do paciente a quem se propôs atender. Para isso, deve estar bem resolvido com a sua própria religiosidade/espiritualidade, pois, em alguns casos, poderá se deparar com crenças e "verdades religiosas" diametralmente opostas às suas. Quando o paciente não se sente julgado por suas crenças religiosas/espirituais, torna-se natural o estabelecimento de vínculo entre o capelão e o paciente, o que é extremamente necessário para o decorrer de um atendimento bem-sucedido.

O capelão deve treinar a cada dia o desenvolvimento de uma escuta ativa, empática e livre de julgamentos para que o paciente possa sentir que está realmente sendo ouvido em relação às suas crenças, valores, naquilo que lhe garante paz e auxílio para o enfrentamento desse momento de fragilidade.

REFERÊNCIAS

1. Lemaître N, Quinson M-T, Sot V. Dicionário cultural do cristianismo. Ribeiro GS, Gonçalves MS, Silva Tradutores YM de CT da (eds.). São Paulo: Edições Loyola. 1999. 347 p.
2. UNICAPI. Fundamentos da Capelania! [Internet]. União de Capelães e Pastores Interdenominacionais. 2016 [cited 2016 Nov 10]. Disponível em: http://www.unicapi.org/fundamentos/
3. Britannica TE of E. Chaplain [Internet]. Encyclopædia Britannica. 1998 [cited 2016 Nov 10]. p. https://global.britannica.com/topic/chaplain. Disponível em: https://global.britannica.com/topic/chaplain
4. Ford T, Tartaglia A. The development, status, and future of healthcare. South Med J. 2006;1–7.
5. Brasil. Lei 6.923, de 29 de junho de 1981. Dispõe sobre o Serviço de Assistência Religiosa nas Forças Armadas.
6. ALESP. São Paulo. Lei 10.066, de 21 de julho de 1998; Dispõe sobre a prestação de assistência religiosa.
7. Brasil. Lei 9.982, de 14 de julho de 2000. Dispõe sobre a prestação de assistência religiosa.
8. Sinclair S, Chochinov HM. The role of chaplains within oncology interdisciplinary teams. 2012;259–68.
9. Gentil R, Guia B, Sanna M. Organização de serviços de capelania hospitalar: um estudo bibliométrico. Esc Anna Nery. 2011; 15(1):162–70.
10. WHO. WHOQOL Spirituality, Religiousness and Personal Beliefs (SRPB) Field-Test Instrument. 2002;1–25.
11. Bertachini L, Pessini L. A importância da dimensão espiritual na prática dos cuidados paliativos. 2010; 4(3):315–23.
12. ANCP. Manual de Cuidados Paliativos. 1st ed. Diagraphic, editor. Rio de Janeiro: Academia Nacional de Cuidados Paliativos; 2009;320.
13. Datafolha. 97% dizem acreditar totalmente na existência de deus; 75% acreditam no diabo [Internet]. Opinião Pública de São Paulo. 2007 [cited 2017 Apr 1]. Disponível em: http://datafolha.folha.uol.com.br/opiniaopublica/2007/05/1223861-97--dizem-acreditar-totalmente-na-existencia-de-deus-75-acreditam-no-diabo.shtml
14. Lucchetti G, Granero AL, Bassi RM, Latorraca R, Aparecida S. Espiritualidade na prática clínica: o que o clínico deve saber? Rev Bras Clin Med. 2010; 8(2):154–8.
15. Plotnikoff GA. Integrating Spiritual Assessment and Care. In: Rakel D, (ed.). Integrative Medicine. 3rd ed. Philadelphia: Saunders. 2012. p. 980–4.
16. Panzini RG, Bandeira DR. Spiritual/religious coping. Rev Psiq Clín. 2007; 34(supl 1):126–35.

Capítulo 13

Como incluir a espiritualidade no cuidado de enfermagem?

Carolina Salema

"A Enfermagem é uma arte; e para realizá-la como arte requer uma devoção tão exclusiva, um preparo tão rigoroso, quanto a obra de qualquer pintor ou escultor (...); É uma das artes; poder-se-ia dizer, a mais bela das artes!"
Florence Nightingale

A base do trabalho da enfermagem é o cuidado. Se antes o era exercido apenas como vocação e estava intimamente ligado aos deveres e ações religiosas, hoje sua prática busca estar fundamentada no saber técnico-científico. Essa mudança é relativamente recente e tem seu marco com Florence Nightingale, considerada a fundadora da Enfermagem Moderna, sendo conhecida e admirada no mundo todo. Seus ensinamentos influenciam, até os dias atuais, os cuidados prestados aos pacientes,[1] mostrando que quem abraça essa carreira deve ver o ser humano além da dimensão física, deve enxergá-lo em suas necessidades biopsico-socioespiritual.

Ao ocupar uma posição estratégica na equipe multiprofissional, a enfermagem está muito próxima e em contato constante com o paciente. Em um estudo qualitativo, Márcia de Assunção Ferreira[2] identificou duas categorias na maneira do cuidar da enfermagem: abordagem técnico-instrumental de cuidado, sendo esse o cuidado objetivo, a assistência direta; abordagem expressiva e interações entre profissionais e pacientes, sendo consideradas as qualidades do cuidador que o tornam humano. Posto isso, podemos inferir o quão complexa e importante é a atuação dessa equipe na busca do equilíbrio entre as diversas dimensões do cuidar.

Com a publicação da Teoria das Necessidades Humanas Básicas, Wanda Horta defende que a espiritualidade é uma necessidade básica do ser humano. Assim sendo, precisa estar na assistência planejada pelo enfermeiro. Nos anos 1980 e 1990, outros importantes teóricos também escreveram sobre a espiritualidade como dimensão do cuidado da enfermagem.[3]

A North American Nursing Diagnosis Association (NANDA), instituição cujo objetivo é a identificação, validação e classificação das entidades clínicas passíveis de intervenção do enfermeiro, desde a década de 80, propõe o diagnóstico *Angústia Espiritual*. Posteriormente, ele foi revisado como *Sofrimento Espiritual*.[3]

Para fazer um diagnóstico que envolva a questão espiritual, o enfermeiro precisa estar apto a avaliar e interpretar corretamente os comportamentos e as demandas do paciente. Chegamos então a um ponto crucial: ele está preparado para identificar essas necessidades? Se consegue identificá-las, sabe como propor intervenções na prática?

Se para conhecer as alterações fisiológicas e demandas clínicas o enfermeiro recebe formação ao longo dos anos da graduação, no que diz respeito à espiritualidade não seria diferente. O aluno precisa estar familiarizado com o tema, treinado, orientado e estimulado a unir os conhecimentos técnico-científicos aos princípios da enfermagem e seus processos para prestar assistência espiritual completa. Caldeira[4] cita que um dos principais motivos para que os cuidados espirituais não sejam prestados é a concepção, por parte dos enfermeiros, de que os capelães são os únicos responsáveis por esse cuidado.

O diagnóstico *Sofrimento Espiritual*, quando comparado a outros levantados pelos enfermeiros, é pouco utilizado, apesar de sua importância.[3] A despeito da preocupação da enfermagem com o âmbito espiritual, os profissionais apresentam dificuldades e limitações para identificar as necessidades, talvez porque sejam difíceis de quantificar ou porque precisam mobilizar a sua própria espiritualidade,[5] levando o enfermeiro a incertezas a respeito das características definidoras, fatores relacionados ao diagnóstico e às intervenções. Além disso, confundir espiritualidade com religiosidade faz com que os enfermeiros tenham a tendência de considerar que a assistência espiritual deva ser prestada pelos líderes religiosos e/ou capelães.[4]

Com relação ao item referente à imposição do ponto de vista religioso, surge aí importante discussão. Maftum, Souza e Bais[6] destacam o respeito ao livre-arbítrio. A pessoa tem o direito e a liberdade de não aceitar ligação com Deus ou com o divino; é fundamental que o enfermeiro aceite e respeite isso, pois cada ser humano expressa sua crença ou descrença da forma que lhe apraz. O paciente que não é religioso pode se mostrar resistente a qualquer intervenção espiritual e deve ser respeitado.

É sabido que o atendimento integral ao paciente é realizado por uma equipe multiprofissional e multidisciplinar. Ao se ligar no trabalho da enfermagem e do enfermeiro mais especificamente, ele deve incluir o cuidado espiritual na Sistematização da Assistência de Enfermagem, tendo a clareza de seus objetivos ao propor as intervenções para a equipe de enfermagem e atuando junto aos auxiliares e técnicos para a implementação dessas ações.

A anamnese espiritual é um processo fundamental e extremamente importante, mas ainda pouco utilizado. Pode ser entendido como o levantamento de informações, busca e investigação sobre como a espiritualidade e a religiosidade influenciam no enfrentamento do paciente perante o adoecimento, assim como permite à equipe ter conhecimento dos valores, da fé, das crenças e da vida do paciente.[7]

Realizar a anamnese espiritual pela coleta de dados permite ao enfermeiro identificar as necessidades espirituais do paciente, ajuda a obter informações a respeito das redes de apoio, dos seus recursos, da comunidade na qual está inserido e dos fatores relacionados à sua motivação. Constrói um novo caminho entre profissional e paciente, mostrando a ele que essa dimensão da sua vida é percebida, que ele é visto além da parte física e é respeitado por isso. O fundamental não é transformar o paciente em alguém mais espiritualizado ou religioso, mas melhorar e reforçar o enfrentamento diante da doença para que, dessa forma, os seus resultados interfiram positivamente em sua saúde.[7]

Lucchetti,[8] citando Koenig, indica o momento ideal para a abordagem espiritual. Reforça que o bom senso deve ser imperativo e, dessa maneira, os mal-entendidos serão evitados. Situações extremas, como os acidentes graves com traumas, pedem cautela e, em um primeiro momento, não se deve fazer a anamnese espiritual, o mesmo se aplicando aos episódios coronarianos isquêmicos. Entretanto, no contexto oncológico, temos boas oportunidades para a realização da coleta de dados.

Diversos instrumentos foram e estão sendo desenvolvidos, pesquisados e aprimorados para melhorar e otimizar a anamnese espiritual. Podemos citar como exemplos de instrumentos validados para a avaliação da espiritualidade: Spiritual Interests Related to Illness Tool (SpIRIT – para familiares e pacientes) e o Spiritual Need Inventory (SNI – para pacientes em fase final de vida).[9]

Ao levarmos em consideração a rotina do enfermeiro no ambiente hospitalar, com diversas atribuições assistenciais e gerenciais, escolhemos para este capítulo destacar, entre as opções disponíveis, dois instrumentos que podem ser utilizados no processo de coleta de dados. Dessa maneira, pretendemos auxiliar a prática de quem nos lê e está buscando compreender, aprimorar ou até mesmo implementar a assistência espiritual no seu ambiente de trabalho. São eles os instrumentos FICA e SNAP.

O instrumento, que possui como acrônimo a palavra FICA, foi desenvolvido por Christina Puchalski, em 1996, com mais três colaboradores. Baseia-se em quatro domínios de avaliação espiritual: a presença de **[F]**é, crença ou significado; a **[I]**mportância da espiritualidade na vida do indivíduo e a influência que o sistema de crenças ou valores tem sobre a tomada de decisões de saúde da pessoa; a **[C]**omunidade espiritual do indivíduo; e **[A]**plicações de como o paciente aplica sua religiosidade/espiritualidade e em como atender as suas necessidades.[10]

O instrumento Spiritual Needs Assessment for Patients (SNAP) objetiva avaliar as necessidades espirituais de pacientes com doenças onco-hematológicas em três categorias: cognitiva, comportamental e afetiva; foi validado para a língua inglesa em 2012 e, recentemente, teve sua tradução e adaptação para o português do Brasil, sendo nomeado de Avaliação de Necessidade Espiritual para Pacientes. São 23 itens que abarcam as três categorias supracitadas em média, levando entre 1 e 2 minutos para ser preenchido.[9]

Antes de iniciar a anamnese espiritual, o enfermeiro deve esclarecer ao paciente o motivo de estar fazendo essas perguntas, explicando-lhe que o objetivo é vê-lo como um todo e tentar atendê-lo de forma mais completa em suas demandas, tanto as físicas quanto as espirituais.

Vale ressaltar que, embora seja muito importante, o principal não é o instrumento utilizado, mas a forma como é feito o levantamento das informações. O ideal é que as questões sejam feitas em local que tenha privacidade, sempre que possível, dentro da realidade vivida. As perguntas devem ser rápidas, de fácil entendimento, e devem conseguir extrair eficazmente o tipo de informação que o profissional está buscando.[11]

Para deixar o processo transcorrer de forma mais natural, o enfermeiro pode começar a anamnese perguntando sobre outros aspectos, como hábitos e histórico médico, gradualmente prosseguindo para o âmbito espiritual.[8]

Se, ainda assim, o paciente se apresentar resistente à anamnese espiritual no momento em que as perguntas começarem a ser feitas, o profissional deve estar atento e seguir outro direcionamento, sem julgamento ou tentativa de persuasão. Pode perguntar o que dá sentido à sua vida e quais recursos busca para enfrentar o adoecimento. Dessa forma, estará respeitando o paciente e também evitando que seja criada, logo no início, uma barreira entre ambos, o que pode dificultar toda a receptividade do paciente e, por consequência, o planejamento do cuidado. De acordo com o Código de Ética dos Profissionais de Enfermagem (CEPE), de 1993, no seu artigo 6º, está definido que os profissionais de enfermagem devem "fundamentar suas relações no direito, na prudência, no respeito, na solidariedade e na diversidade de opinião e posição ideológica".

Se, por algum motivo, o profissional não estiver à vontade para realizar o cuidado espiritual, ficando desconfortável, por alguma questão pessoal ou outra que seja, o ideal é que solicite a outro membro da equipe para realizar esse atendimento, de forma a minimizar danos no cuidado espiritual ao paciente.[4,11]

Coletadas essas informações, é *fundamental* que o enfermeiro faça o registro delas no prontuário para que todos os profissionais, sejam da enfermagem ou da equipe multiprofissional, acessem esses dados. Dessa maneira, temos um cuidado continuado, compartilhado e registrado, melhorando a comunicação e a transmissão da informação, diminuindo as chances de situações repetitivas ou até mesmo desagradáveis junto do paciente.

Uma vez definido o diagnóstico de Sofrimento Espiritual ou identificadas as necessidades espirituais, o enfermeiro precisa propor intervenções para o paciente e, posteriormente, avaliar a eficácia dessas ações. De qualquer maneira, deve sempre ter como objetivo não fazer com que o paciente se torne alguém mais religioso ou mais espiritualizado, e sim mais forte diante dos mecanismos de enfrentamento para melhorar os resultados de sua saúde.[11]

Um levantamento da literatura científica permitiu identificar as seguintes ações consideradas pelos enfermeiros como assistência espiritual:[5]

- Demonstrar empatia.
- Oferecer apoio religioso.

- Falar de Deus, se o paciente demonstrar interesse.
- Conversar.
- Tocar.
- Acolher.
- Escutar terapeuticamente.
- Rezar.
- Permitir ida à capela ou a espaço ecumênico quando possível.
- Oferecer missas, cultos e passeios em área de convívio.
- Estender a assistência à família do paciente.

As práticas e as crenças espirituais e religiosas, se não forem prejudiciais, gerando sofrimento religioso e se não estiverem interferindo nos cuidados médicos e planos terapêuticos, podem e devem ser apoiadas.[11]

A escuta terapêutica incentiva uma melhor comunicação e a compreensão das preocupações pessoais. É um processo dinâmico que requer esforço e atenção por parte do ouvinte com o objetivo de identificar aspectos não verbais e verbais daquela interação (Mesquita AC e Carvalho EC, 2016).

Rezar é uma intervenção de enfermagem que consta da Classificação das Intervenções de Enfermagem (NIC) e da Classificação Internacional para a Prática de Enfermagem (CIPE). Trata-se de um mecanismo de enfrentamento e é o mais frequente, pois traz benefícios em saúde aos pacientes que o praticam e também aos enfermeiros que realizam essa intervenção, além de fornecer ao profissional a noção de uma assistência completa oferecida ao doente. Entretanto, o ato de rezar não deve ser feito deliberadamente. O enfermeiro precisa se basear nos dados coletados em sua anamnese para reconhecer os aspectos religiosos e espirituais do paciente e também em algumas diretrizes para essa intervenção, devendo rezar se o paciente solicitar e se sentir à vontade para tal, mas não deve forçar o paciente, nem mesmo rezar contra sua vontade, pois, caso a reza/oração não seja autêntica, não será efetiva e não trará resultados positivos.[4]

Após implementar os cuidados de enfermagem prescritos com base na coleta de dados durante a anamnese espiritual, o enfermeiro precisa avaliar e reavaliar o impacto e a efetividade das suas ações. Como já dito, o cuidado espiritual não é feito sozinho. O enfermeiro está inserido na equipe multiprofissional e deve discutir seus levantamentos com os demais profissionais com o intuito de otimizar os resultados. O processo é dinâmico e passa por oscilações, assim como o próprio paciente durante a internação e decorrência do seu adoecer.

A literatura em enfermagem nos mostra o crescente interesse pelo tema Espiritualidade nas duas últimas décadas,[11] mas ainda há lacunas a serem preenchidas. Os cursos de graduação, embora abordem o tema, precisam buscar meios de ensinar a assistência espiritual de forma mais sistemática e aprofundada para formar profissionais mais embasados e aptos a oferecer esses cuidados.[12,13]

Mais estudos sobre o tema se fazem necessários a fim de que contribuam para o cuidado espiritual se tornar mais denso e completo. Os instrumentos de anamnese/avaliação espiritual a serem utilizados são variados, e a escolha, habitualmente, não é individual, mas decidida após reuniões e discussões em grupo na instituição, para que o processo seja feito de forma organizada e padronizada pelos profissionais e nos diversos setores. Mais importante do que aplicar os questionários e escalas é o profissional saber interpretar os achados e intervir neles. Reuniões de discussão entre a equipe são sempre necessárias para que cada profissional atue no seu âmbito e com suas competências. Grupos de estudos são boas alternativas a serem desenvolvidas na instituição como recurso de aprimoramento.

Oferecer assistência espiritual, entre tantas atribuições e desafios, não é tarefa simples, tampouco fácil. Apesar de todas as dificuldades, devemos continuar fazendo algo que a enfermagem sabe fazer muito bem: cuidar e ir adiante. Sempre!

REFERÊNCIAS

1. Costa R, Padilha MI, Amante LN, Costa E, Bock LF, Legado EL et al. O legado de Florence Nightingale: uma viagem no tempo. 2008; 18(4):661–9.
2. Ferreira M. A comunicação no cuidado: uma questão fundamental na enfermagem. Rev Bras Enferm. 2006; 59(3):327–30.
3. Cássia E de, Chaves L, Carvalho EC de, José V. Validação do diagnóstico de enfermagem Angústia Espiritual: análise por especialistas. 2010; 23(2):264–70.
4. Caldeira S. Cuidado espiritual – rezar como intervenção de enfermagem. Rev Cuid Enferm. 2009; 3(2):157–64.
5. Nascimento LC, Cristina F, Oliveira S de, Freitas T de, Santos M, Pan R et al. Atenção às necessidades espirituais na prática clínica de enfermeiros. 2016; 16:179–92.
6. Souza JR de, Maftum MA, Bais DDH. O cuidado de enfermagem em face do reconhecimento da crença e/ou religião do paciente: percepções de estudantes de graduação. Online Brazilian J Nurs [Internet]. 2008; 7(2). Disponível em: http://www.objnursing.uff.br/index.php/nursing/article/view/j.1676-4285;2008.1525/375
7. Póvoas FTX, Trezza MCSF, Santos AAP dos, Santos RM dos, Santos RFEP dos, Monteir EKR. A anamnese espiritual como base para a integralidade do cuidado em saúde. Rev enferm UFPE line [Internet]. 2015; 9(6):8322–32. Available from: file:///C:/Users/Bruma/Downloads/10593-22172-1-PB.pdf

8. Lucchetti G, Granero AL, Bassi RM, Latorraca R, Aparecida S. Espiritualidade na prática clínica : o que o clínico deve saber ? Rev Bras Clin Med. 2010; 8(2):154–8.
9. Toloi DDA, Uema D, Matsushita F, Antonio P, Branco TP, Tomie F et al. Validation of questionnaire on the Spiritual Needs Assessment for Patients (SNAP) questionnaire in Brazilian Portuguese. 2016; 1–10.
10. Borneman T, Ferrell B, Puchalski CM. Evaluation of the FICA Tool for Spiritual Assessment. J Pain Symptom Manage [Internet]. 2010; 40(2):163–73. Disponível em: http://dx.doi.org/10.1016/j.jpainsymman.2009.
11. Rute M, Esperandio G. O Modelo Interdisciplinar de Cuidado Espiritual – Uma Abordagem Holística de Cuidado ao Paciente. Horizonte [Internet]. 2016; 14(41):13–47. Disponível em: http://periodicos.pucminas.br/index.php/horizonte/article/viewFile/P.2175-5841.2016v14n41p13/9373
12. Chan MF, Chung LYF, Lee ASC, Wong WK, Lee GSC, Lau CY et al. Investigating spiritual care perceptions and practice patterns in Hong Kong nurses : Results of a cluster analysis. Nurse Educ Today. 2006; 26:139–50.
13. Leeuwen R van, Tiesinga LJ, Post D, Jochemsen H. Spiritual care : implications for nurses professional responsibility. J Clin Nurs. 2006; 15(7):875–84.

Capítulo 14

O Serviço Social como facilitador de ações em espiritualidade

Marina de Sousa

INTRODUÇÃO

A primeira escola de Serviço Social na América Latina, criada em 1925 no Chile, teve como função adaptar as necessidades da população à dinâmica do sistema de produção vigente no contexto do subdesenvolvimento. Esse período foi considerado o ano de nascimento desse serviço profissional nesse continente. No Brasil, ele surge na década de 1930 vinculado às atividades de filantropia cristã.[1]

Desde então, luta-se muito para desconstruir a visão de que o Serviço Social seja uma profissão de caráter assistencialista, despolitizada e paternalista, até porque se entende que o assistencialismo é uma violação dos direitos humanos, pois coloca a pessoa em condições de sujeição.

Cabe ressaltar que o assistente social não desempenha seu trabalho de forma independente, mas como parte de um trabalho coletivo. Esse assistente não exerce sua prática só como facilitador de acesso a coisas materiais, mas também nos campos do conhecimento, dos valores e da cultura, o que acaba interferindo na vida dos indivíduos. Hoje, ele transforma sua maneira de agir, levando em conta a demanda que lhe é proposta e a necessidade de dar respostas às exigências e às contradições da sociedade capitalista.

O Serviço Social assume papel de importância na promoção humana, entendendo-se essa expressão como o suprimento das necessidades humanas básicas: habitação, saúde, educação, lazer, saneamento básico, condições de trabalho, entre outras, visando à integração da pessoa como agente participante da sociedade em que vive, facilitando o acesso aos seus direitos e garantindo o exercício de sua cidadania. Por isso, é importante reforçar que atualmente o seu campo de atuação abarca seis grandes áreas: Educação, Saúde, Justiça, Sistema Previdenciário, Habitação e Obras Sociais.[2]

Enfim, é nesse cenário de mudanças e transformações que surge o desafio do Serviço Social em contribuir na questão da espiritualidade como forma de amenizar as dificuldades inerentes ao tema.

DIMENSÃO SOCIAL DA ESPIRITUALIDADE

A espiritualidade é patrimônio de toda a Humanidade, de todos os povos da Terra. É a maneira pela qual a pessoa se sente conectada ao Todo, percebendo o fio condutor que liga e religa todas as coisas para que produzam um cosmos. Segundo Leonardo Boff,[3] *a espiritualidade tem a ver com a experiência, não com a doutrina, não com os dogmas, não com os ritos, não com as celebrações que são apenas caminhos institucionais capazes de nos ajudar a alcançá-la, mas que são posteriores a ela. Nasceram da espiritualidade. É água canalizada, não a fonte de água cristalina.*[3]

A associação entre religiosidade, espiritualidade e saúde tem sido investigada no Brasil especialmente nas áreas de medicina e de enfermagem. São poucos os trabalhos dedicados ao tema sob a ótica da conduta e crenças de outros profissionais da saúde. Enfrenta-se um desafio fundamental, o de fortalecer a dinâmica espiritual no âmbito da modernidade e expandi-la para outros seguimentos profissionais.

Deve-se centar na importância da questão espiritual, bem como na fé das pessoas no confronto e no convívio com os grandes acontecimentos da vida humana. A espiritualidade está relacionada à procura transcendente de uma significação maior ao passarmos por experiências de dor, sofrimento, perda, angústias e até mesmo do medo da morte.[4]

É de considerar necessário unir espiritualidade com as questões do cotidiano da pessoa, unir espiritualidade com política, em nível sociopolítico, porque não é possível falar em espiritualidade silenciando sobre exclusão social, injustiças, ecossistema, ecologia, até porque isso levaria a uma alienação do mundo circundante.

Nessa perspectiva, considero muito relevante a contribuição do serviço social para facilitar as ações em espiritualidade como forma de alicerçar o cuidado nessa dimensão, visto que sua finalidade principal é zelar pelo cuidado com o ser humano, considerando-o como sujeito de sua história e com sua liberdade inerente. Ele pode e deve identificar, além de apontar as necessidades espirituais da população atendida, integrando a espiritualidade em sua prática de maneira real e equilibrada e ao mesmo tempo sensível.

A função do profissional nesse cuidado é estar presente, é ter uma escuta qualificada sobre as necessidades da população. Cabe ao assistente social desenvolver um papel relevante no grupo, informando a equipe sobre a anamnese social, fornecendo dados que irão contribuir para conhecer a pessoa em sua integridade. Assim, juntamente com outras avaliações trazidas pelos demais componentes da equipe, poderá ser planejada a intervenção espiritual de forma conjunta, sendo o assistente social uma possível ligação entre os envolvidos pelo seu intrínseco exercício de escuta. Por exemplo, observa-se que, em muitos casos, a pessoa manifesta a esse assistente as dúvidas ou queixas que por diversas razões não conseguiu comunicar ao médico ou a outros profissionais.[5]

A prática mostra que o trabalho em equipe é a forma mais adequada que qualquer profissional de saúde pode encontrar para exercer suas funções, pois, assim, reúne as possibilidades de colocar seu conhecimento específico em debate, o que propicia aperfeiçoar o seu trabalho e crescer, promovendo grandes benefícios para o paciente que passa a ser compreendido global e integralmente.

CONCLUSÃO

Dada a complexidade do tema, é de máxima relevância assegurar atenção completa e humanizada. Entende-se que as ações do Serviço Social devem estar ajustadas à conjuntura local, à população para a qual se destina, aos recursos disponíveis e aos agentes participantes. Assim, as boas práticas incluem, na sua formulação teórica, a clareza do ambiente e da circunstância na qual se encontram. Levam em conta, também, as crenças, valores e princípios éticos daqueles que constrõem e dos que são alvo das ações e serviços.

A partir dessa proposição, o entendimento da espiritualidade se amplia, transformando-se num campo de encontro entre profissionais e população. Ser um espaço de encontro implica, por sua vez, um lugar de percepção da alteridade, que vai para além do processo de reconhecimento do outro, incluindo a legitimação do seu conhecimento e das suas demandas de espiritualidade.

Em síntese, para oferecer uma assistência de qualidade, devem ser respeitados todos os aspectos humanos implicados, priorizando a excelência e o bem-estar biopsicossocioespiritual de todos. A espiritualidade engloba a alma de uma pessoa, sua vida, seu progresso, seu entendimento daquilo que acontece com ela, ou seja, ela se interessa por todo o conjunto do ser.

REFERÊNCIAS

1. Bayon A, Tenderini D, Faria M. Serviço Social e participação popular. 2ª ed. São Paulo: Edições Loyola. 1980;73.
2. CFESS. Código de Ética do/a Assistente Social. 1993. Lei 8.662/93 de Regulamentação da Profissão.
3. Boff L. Espiritualidade: um caminho de transformação. Rio de Janeiro: Sextante. 2006:60.
4. Simard J-P. Espiritualidade: os recursos da alma para cura dos sofrimentos e das doenças. 1st ed. São Paulo: Paulinas. 2016;96.
5. Iamamoto M. O Serviço Social na Contemporaneidade: trabalho e formação profissional. São Paulo: Editora Cortez. 2009;325.

Capítulo 15

O cuidado com a espiritualidade das crianças com câncer e de suas famílias

Dileiny Antunes Geronutti
Érica Boldrini

De acordo com estimativas da Organização Mundial da Saúde (OMS), o número de casos de câncer vem aumentando em todo o mundo nos últimos anos, tornando-se um grande problema de saúde pública.[1] Em pediatria, o câncer é considerado raro se comparado com sua incidência em adultos. O percentual de tumores pediátricos, em crianças e adolescentes até os 19 anos, encontra-se próximo de 3%. As estimativas para 2016/2017, no Brasil, indicam surgimento de aproximadamente 12.600 casos novos de câncer nessa faixa etária.[2]

A partir da confirmação da doença, crianças, adolescentes e familiares são introduzidos no universo da doença grave,[3] tendo que descobrir um novo mundo, caracterizado por uma série de alterações de ordem física, emocional e social.[4] Trata-se do desafio de conviver com a doença e seus significados, além de preocupações acerca do futuro e o medo da morte.[5]

> *Quando minha filha ficou doente, eu me assustei muito, não consegui entender o que estava acontecendo. Senti que minha filha estava muito mal e que iria partir. Lembro que, no dia 5, fui à capela rezar e, conversando com Deus, dizia que estava perdida, sem entender o que estava acontecendo, que se ela partisse não suportaríamos. Que Deus tivesse piedade da minha família.*
>
> ***(D1 – Depoimento de uma mãe)***

Quando uma criança adoece de câncer, sua vida passa por uma rápida e intensa transformação. Ela se vê em um hospital, ambiente estranho, onde é cercada por pessoas desconhecidas, no qual será submetida a exames e procedimentos invasivos, por vezes dolorosos. Ela, independentemente de sua idade e de sua capacidade cognitiva, de alguma forma percebe que há algo grave acontecendo.[6]

> *Teve uma vez que ele passou muito mal, quase morreu. Ele se olhava no espelho e dizia: mãe, como tô feio. A gente nunca falou pra ele, mas ele perguntou: 'Pai eu vou morrer'?*
>
> ***(D2 – Depoimento de uma mãe)***

Além disso, mudanças significativas ocorrem também na dinâmica e nas relações familiares, abrangendo dimensões externas à família. Nessa situação, os pais podem sentir a perda do controle por não conseguirem desempenhar seus papéis efetivamente, sentindo-se impotentes e desamparados, comprometendo seu bem-estar físico, emocional e espiritual.[6]

> *Só que a gente não fica contente, a gente sempre fica pensando: E se? E se? Eu acho que eu devia ter ficado mais perto dele, sabe? Eu não devia ter saído pra nada, nem pra comer.*
>
> ***(D3 – Depoimento de uma mãe)***

Frente às doenças que ameaçam a continuidade de vida, o tratamento oferecido deve prestar cuidado ativo e total à criança ou adolescente na sua completude, bem como oferecer suporte à família, durante todo o curso do tratamento. Os profissionais de saúde devem avaliar e aliviar o sofrimento físico, psicológico, social e espiritual da criança ou adolescente, por meio de uma abordagem multidisciplinar que inclua a família e a utilização de recursos da comunidade.[7] O ato de cuidar deve ser singular e envolver ações de ética, responsabilidade, solidariedade, empatia, comunicação e dedicação profissional.[8]

> *Eu tenho o pessoal do hospital como anjos, que estavam lá pra nos apoiar nesses momentos, onde a gente entende que a vida não é nada. Porque, quando a doutora deu a notícia e eu vi os olhos dela se enchendo de lágrimas, eu senti que ela tava sentindo o mesmo que eu naquele momento. A psicóloga, a terapeuta e a funcionária da quimioterapia me ajudaram pra caramba.*
>
> ***(D4 – Depoimento de uma mãe)***

Na tentativa de se adaptar a essa experiência tão confusa e avassaladora que é o câncer, já que não há previsão para resolução ou finalização do problema, os pacientes e suas famílias questionam valores e buscam um sentido ao sofrimento e estresse vividos.[9]

> *O sofrimento era muito grande e, às vezes, pensava que poderia ser minha culpa por ter pedido a Deus pra ela ficar.*
>
> ***(D5 – Depoimento de uma mãe)***

Nesses questionamentos e buscas, muitos conflitos são gerados,[10] podendo levar o paciente e seus familiares a um estado de depressão, isolamento, desesperança, a um sentimento de inferioridade e inadequação com aumento do risco de problemas psiquiátricos e sofrimento espiritual.[11]

> *Meu marido está com depressão, tomando remédios.*
> *Não faz mais meditação, se revoltou com Deus. Briga com Deus. Doido.*
> *Ele diz que como uma pessoa (filha) tão bondosa e maravilhosa pode sofrer tanto.*
> *Isso porque ele mal viu o sofrimento dela, né? De perto, como nós vimos.*
>
> ***(D6 – Depoimento de uma mãe)***

Na tentativa de lidar com essas situações, paciente e família utilizam diferentes estratégias de enfrentamento. Trata-se de esforços cognitivos e comportamentais voltados para o manejo de demandas internas ou externas, percebidas como sobrecarga dos recursos pessoais.[12] Auxiliar os pais no enfrentamento adequado do adoecimento pode ter efeitos positivos no tratamento da criança ou do adolescente com câncer. Em contrapartida, um enfrentamento inadequado por parte dos pais pode estar associado à piora dos sintomas de estresse do paciente, como aumento de ansiedade, perda de esperança e insegurança.[13]

> *E na hora das dores, pra mim, era a hora mais difícil, porque era na hora que eu lembro o quanto ela era forte e no quanto eu era fraca. (choro) Ela começava a sentir dor, ela começava a reclamar. Tinha dias que a dor vinha muito forte. Ela começava a chorar e eu chorava junto. Aí, ela olhava pra mim e pedia: 'Calma mãe, canta comigo, vamos fazer a oração que a dor passa.'*
>
> ***(D7 – Depoimento de uma mãe)***

O enfrentamento espiritual e religioso positivo constitui uma estratégia importante diante de situações consideradas difíceis, como é o caso do diagnóstico e tratamento do câncer.[12]

A natureza religiosa e espiritual do ser humano é uma área pouco abordada pelos profissionais da saúde, já que há falta de treinamento para lidar com o tema, além das dificuldades de entendimento sobre questões como finitude, religião e espiritualidade. A equipe deve ser orientada a respeitar e aceitar os diferentes valores religiosos e espirituais, não impondo conceitos próprios, mas respeitando e incentivando a participação do paciente e sua família em sua prática.[14]

O cuidado espiritual se fundamenta em ações nas quais as pessoas se fazem presentes e estão dispostas a ouvir, dando esperança e direção a quem delas necessita.[8] Muitos estudos demonstram associação positiva entre maior espiritualidade e indicadores de saúde mental e de adaptação ao estresse.[15]

> *Tinha dias que eu me sentia forte, valente, firme, e dias que me sentia fraca, sozinha, destruída. Era uma grande batalha. Era nesses dias que eu sentia a presença de Deus mais forte na minha vida, parecia tudo muito louco. Viver tanta tristeza e alegria ao mesmo tempo. Quando eu estava péssima e clamava força a Deus, era como se eu sentisse o abraço de Jesus.*
>
> ***(D8 – Depoimento de uma mãe)***

Durante o período da doença, as experiências espirituais ajudam a enfrentar os momentos difíceis,[16] e a comunidade religiosa facilita o compartilhamento de experiências.[17] No caso de famílias com crianças ou adolescentes doentes nota-se uma maior mobilização da comunidade.[18]

> *E a gente se apegou a Deus mesmo. E eu levava onde eu ouvia falar que orava e curava. Eu fui lá em São Paulo três vezes, numa igreja lá. Eu me apeguei mesmo em Deus que ia curar. Eu falava: 'Deus vai curar meu filho'.*
>
> ***(D9 – Depoimento de uma mãe)***

A espiritualidade pode ser compreendida como fonte de determinados comportamentos e sentimentos a partir de uma experiência que engloba o domínio existencial e a essência do que é ser humano.[19]

> *Sonhei que estava com ela (filha) em um quarto branco, muito iluminado, que ela estava sentada na cama e eu em uma*

cadeira. Ela estava bem, sem aparelhos, com um cabelo bonito e sua tia chegava na porta do quarto e ficava preocupada com ela, mas ela dizia: 'Tá tudo bem, tia. Agora está tudo bem. Estou bem e já não preciso de mais nada disso'. Abriu aquele sorriso. Em seguida, acordei com a enfermeira me chamando pra falar com a doutora, que me falou que tinha perdido as esperanças.

(D10 – Depoimento de uma mãe)

Muitos pais, tentando preservar os filhos do sofrimento, inclusive espiritual, optam por não dizer a verdade, criando um círculo de silêncio, ignorando e até desrespeitando a autonomia da criança ou do adolescente, que pode querer participar das decisões adotadas no seu tratamento e para sua melhor qualidade de vida.[20]

Então, pra ninguém falar que era doença, ele já falava: 'Eu caí e bati'. Eu nunca falei pra ele, de jeito nenhum, mas ele sempre foi muito inteligente, perguntava tudo pra doutora. Eu nunca falei pra ele que era a doença. Falava que era do tombo, devia ter machucado por dentro, mas que logo ia voltar a andar. E ele também nunca falou que era a doença.

(D11 – Depoimento de uma mãe)

Percebe-se que o sofrimento dos pacientes não é somente físico, mas uma combinação de elementos físicos, psicológicos, sociais e espirituais, denominado dor total.[21]

Durante os momentos difíceis, pais questionaram suas crenças, mas não desdenham a sua fé; porém, quando a saúde da criança piora, uma grande maioria dos pais apresenta dificuldade em conciliar a realidade com suas crenças religiosas.[22]

Eu não queria acreditar. Eu ficava esperando a doutora me ligar e falar que o exame tava errado ou que tinha surgido um novo remédio. Um milagre sabe. Acordar e ver ela bem. Era muito difícil perceber que eu estava no meu limite.

(D12 – Depoimento de uma mãe)

Não é possível abordar questões espirituais sem ter uma real percepção da morte, já que ela pode ser um grande impulso ao desenvolvimento humano. Por meio dela é que o homem se defronta com a realidade da vida: tudo tem um fim. Essa finitude leva o espírito à sua essência, ao transcender, dando a ela um significado: a esperança.[23]

REFERÊNCIAS

1. Brasil. Diagnóstico precoce do câncer na criança e no adolescente [Internet]. Ministério da Saúde. Secretaria de Atenção à Saúde. Instituto Nacional de Câncer José Alencar Gomes da Silva Instituto Ronald McDonald. Sociedade Brasileira de Oncologia Pediátrica. Rio de Janeiro: INCA; 2011. p. 144. Disponível em: http://www.ncbi.nlm.nih.gov/pubmed/15003161%0Ahttp://cid.oxfordjournals.org/lookup/doi/10.1093/cid/cir991%0Ahttp://www.scielo.cl/pdf/udecada/v15n26/art06.pdf%0Ahttp://www.scopus.com/inward/record.url?eid=2-s2.0-84861150233&partnerID=tZOtx3y1
2. INCA. Câncer Infantil [Internet]. Instituto Nacional de Cancer José Alencar Gomes da Silva. 2017 [cited 2016 Nov 13]. Disponível em: http://www2.inca.gov.br/wps/wcm/connect/tiposdecancer/site/home/infantil
3. Wolfe J, Sourkes B. Palliative care for the child with advanced cancer. In: Pizzo P, Poplack D (eds.). Principles and pratice of pediatric oncology. 5th ed. Philadelphia: Lippincott Willians and Wilkins. 2006; 208–28.
4. Leander C, Fu LC, Peña A, Howard SC, Rodriguez-Galindo C, Wilimas JA et al. Impact of an education program on late diagnosis of retinoblastoma in Honduras. Pediatr Blood Cancer. 2007; 49(6):817–9.
5. Comaru N, Monteiro A. O Cuidado Domiciliar à Criança em Quimioterapia na Perspectiva do Cuidador Familiar. Rev Gaúcha Enferm. 2008; 29(3):423–30.
6. Nívea C, Menezes B, Passareli PM, Drude FS. Câncer infantil : organização familiar e doença. Rev Mal-Estar e Subj. 2007; 7(1):191–210.
7. World Health Organization. Cancer Pain Relief and Palliative Care in Children [Internet]. 1998. p. 86. Disponível em: http://apps.who.int/bookorders/anglais/detart1.jsp?sesslan=1&codlan=1&codcol=15&codcch=459
8. Angelo M. Ouvindo a voz da família: narrativas sobre sofrimento. O Mundo da Saúde. 2010; 34(4):437–43.
9. McLeod DL, Wright LM. Living the As-Yet Unanswered: Spiritual Care Practices in Family Systems Nursing. J Fam Nurs [Internet]. 2008;14(1):118–41. Disponível em: http://jfn.sagepub.com/cgi/doi/10.1177/1074840707313339
10. Hart D, Schneider D. Spiritual care for children with cancer. Semin Oncol Nurs. 1997; 13(4):263–70.
11. Hendricks-Ferguson V. Relationships of Age and Gender to Hope and Spiritual Well-Being Among Adolescents With Cancer. J Pediatr Oncol Nurs [Internet]. 2006; 23(4):189–99. Disponível em: http://journals.sagepub.com/doi/10.1177/1043454206289757
12. Fornazari SA, Ferreira RER. Religiosidade / Espiritualidade em Pacientes Oncológicos: Qualidade de Vida e Saúde. Psicol Teor e Pesq. 2010; 26(2):265–72.
13. Suzuki LK, Kato PM. Psychosocial Support for Patients in Pediatric Oncology: The Influences of Parents, Schools, Peers, and Technology. J Pediatr Oncol Nurs [Internet]. 2003; 20(4):159–74. Disponível em: http://journals.sagepub.com/doi/10.1177/1043454203254039
14. Saporetti L. Espiritualidade em Cuidados Paliativos. In: Oliveira RA de, (ed.). Cuidado Paliativo. 1st ed. São Paulo: Conselho Regional de Medicina do Estado de São Paulo. 2008; 521–32.
15. Moreira-Almeida A, Lotufo-Neto F, Koenig HG. Religiousness and mental health: a review. Rev Bras Psiquiatr. 2006; 28(3):242–50.
16. Twoy R, Connolly PM, Novak JM. Coping strategies used by parents of children with autism. J Am Acad Nurse Pract. 2007; 19(5):251–60.

17. Raingruber B, Milstein J. Searching for circles of meaning and using spiritual experiences to help parents of infants with life-threatening illness cope. J Holist Nurs [Internet]. 2007;25(1):31–9. Disponível em: http://ovidsp.ovid.com/ovidweb.cgi?T=JS&PAGE=reference&D=med5&NEWS=N&AN=17325313
18. Warner-Robbins C, Bomar P. Family spirituality and religion. Foundations of nursing care of families in family health promotion. In: Bomar P (ed.). Promoting health in families applying family reserarch and theory to nursing practice. Philadelphia: Saunders. 2004; 187–221.
19. Narayanasamy A, Owens J. A critical incident study of nurses responses to the spiritual needs of their patients. J Adv Nurs [Internet]. 2001; 33(4):446–55. Disponível em: http://www.ncbi.nlm.nih.gov/pubmed/11251732
20. Zinner SE. The Use of Pediatric Advance Directives: A Tool for Palliative Care Physicians. Am J Hosp Palliat Med [Internet]. 2008; 25(6):427–30. Available from: http://ajh.sagepub.com/cgi/doi/10.1177/1049909108322294
21. Cassel E. The nature of suffering and the goals of medicine. N Engl J Med. 1982; 306(11):639–45.
22. Furrer A, Kurashima A, Lopes L. Cuidados paliativos para a criança com câncer. In: De Camargo B, Lopes L (eds.). Pediatria oncológica: noções fundamentais para o pediatra. São Paulo: Lemar. 2000; 293–303.
23. Parker-Oliver D. Redefining hope for the terminally ill. Am J Hosp Palliat Care [Internet]. 2002; 19(2):115–20. Disponível em: http://unicat.bangor.ac.uk:4550/resserv?genre=article&issn=10499091&title=American+Journal+of+Hospice+%2526+Palliative+Care&volume=19&issue=2&date=2002-03-01&atitle=Redefining+hope+for+the+terminally+ill.&spage=115&aulast=Parker-Oliver&sid=ProQ:ProQ%253Ap

Posfácio

Para escrever este posfácio fiz uma busca histórica do interesse sobre a espiritualidade que se iniciou entre alguns médicos oncologistas e médicos da equipe de Cuidados Paliativos no Instituto do Câncer do Estado de São Paulo (ICESP). Felizmente, encontrei no arquivo das mensagens eletrônicas as singelas trocas de e-mails, que datam de maio de 2011, entre mim e o Dr. Túlio Pfiffer, tentando organizar o início de uma reunião dos que se interessavam pelo tema de espiritualidade e religiosidade.

A primeira reunião foi apresentada pelo Dr. Diego Toloi, cuja autoria se condensa em dois belos capítulos nesta edição. (Esperamos mais edições em algum tempo...) O jovem oncologista demonstrou entusiasmo em questionar algo que vai além da acurácia diagnóstica e da terapêutica oncológica mais moderna e precisa. Essa apresentação data de 9 de junho de 2011.

Encontrar uma intersecção entre uma prática de assistência aos pacientes oncológicos e a espiritualidade não foi simples, apesar de este assunto ser parte essencial daquele ser em sofrimento estar angustiado diante da finitude.

Além do mais, esse procedimento em uma instituição terciária pública como a nossa, que se caracteriza pelo rigor científico, foi uma tarefa árdua, além da necessidade de sensibilizar os colaboradores como um todo e encontrar ainda um espaço para as reuniões e o compartilhamento das novidades que vêm dos estudiosos das Américas e da Europa.

Com a chegada de novos profissionais ao grupo, Dr. Tiago Pugliese Branco e o psicólogo Paulo Antônio Silva Andrade, formou-se então o que atualmente denominamos Núcleo de Estudos e Pesquisas em Espiritualidade. Várias participações desse grupo nas últimas Jornadas de Cuidados Paliativos do ICESP sempre foram bem avaliadas pelos participantes do evento, demonstrando, assim, a demanda de profissionais de saúde em busca das informações e práticas adequadas a respeito de espiritualidade e religiosidade.

Em 2015, o grupo encontrou um residente da Oncologia Clínica (naquela época no seu segundo ano de especialidade) e que ao longo da sua vida vinha se aprimorando no estudo da Teologia. Eis, então, que o Dr. Felipe Moraes passou a integrar o grupo.

No dia 13 de novembro de 2015, em uma viagem de volta da cidade de Pouso Alegre, Minas Gerais, após um simpósio de Espiritualidade em Cuidados Paliativos na Universidade do Vale do Sapucaí (UNIVAS), com alguns componentes do grupo, sugeri a organização de um encontro a respeito da espiritualidade no ICESP. Realizar esse evento em uma instituição laica como a nossa demandou um enorme cuidado e a máxima delicadeza na sua articulação e organização.

Nada como um núcleo formado por pessoas de espírito preparado e destemido, o qual logo se organizou para essa realização. Lembro bem que no mês de março já estava tudo articulado e entregue para a comissão executiva, assumida pela Dra. Tania Vannucci Vaz Guimarães, organizadora de outros eventos da equipe de Cuidados Paliativos ao longo dos últimos anos.

Finalmente, nos dias 24 e 25 de junho de 2016 foi realizado o 1º Simpósio de Espiritualidade em Oncologia do ICESP. A prospecção da demanda no nosso meio se confirmou com as inscrições esgotadas rapidamente e, como previsto, com o anfiteatro em entusiástica pletora no dia do evento. Todos os palestrantes nesse evento e mais alguns autores de notório saber de cada assunto foram convidados para participar deste livro.

Certamente a obra deve ter atingido a expectativa dos profissionais da área de saúde, principalmente da oncologia, que buscam maneiras de lidar com a demanda dos nossos pacientes, angustiados em meio ao sofrimento e diante da iminência da morte.

A completude do tema sobre espiritualidade não foi, de longe, a intenção desta obra, que almeja uma outra missão, a de sinalizar um ponto de partida nessa discussão. Esse olhar dos profissionais de saúde e estudiosos que atuam na área não deve permanecer na subjetividade ou em um dogma radical, e sim em um horizonte de diversidade religiosa, de acolhimento e de compreensão.

Se este livro serviu de guia para os leitores e esclareceu que a espiritualidade e a religiosidade podem ser vistas objetivamente na prática de assistência à saúde, fico muito feliz e me apresento como um entusiasta em relação ao trabalho dos autores que não só o elaboraram, como concretizaram a sua feitura.

Felipe, Diego, Tiago e Paulo mostraram nesse livro a primazia de uma publicação que certamente vai nortear os profissionais de saúde, principalmente na assistência a doentes graves que se deparam com a finitude da vida.

Toshio Chiba
Médico Geriatra pelo Hospital das Clínicas da Faculdade de Medicina da Universidade de São Paulo.
Doutorado pela Faculdade de Medicina da Universidade de São Paulo.
Certificação em especialista em Cuidados Paliativos pela Universidade de Oxford e Universidade Salvador através do Curso Pallium Latinoamérica.
Titular de Geriatria e Gerontologia pela Sociedade Brasileira de Geriatria e Gerontologia e pela Associação Médica Brasileira.
Titular de área de atuação em Medicina Paliativa pela SBGG e AMB
Chefe do Serviço de Cuidados Paliativos do Instituto do Câncer do Estado de São Paulo Octavio Frias de Carvalho.

Índice